TRAITÉ

D'HYDROTOMIE

..... Idem namque anatomicis contingere arbitror quod naucleris : hi sæpius alio dum tendunt, in insulas novas incidunt, procellis vel aquarum vorticibus eo delati : illis (in viva præsertim sectione) plurima se offerunt præter spem præterque expectationem, haud inferiora iis, quibus investigantibus operam impendebant.

(J. VAN HORNE, 1652.)

Ouvrages de M. Lacauchie

ÉTUDES HYDROTOMIQUES ET MICROGRAPHIQUES. Paris, 1844, in-8, avec 4 planches.

ESQUISSE D'UNE HISTOIRE DES AMPUTATIONS, et particulièrement de la méthode de Celse. Paris, 1850, in-8, avec 12 figures dans le texte.

Paris. — Imprimerie de L. MARTINET, rue Mignon, 2.

TRAITÉ

D'HYDROTOMIE

OU

DES INJECTIONS D'EAU CONTINUES

DANS LES RECHERCHES ANATOMIQUES.

PAR

A. E. LACAUCHIE,

Docteur en médecine de la Faculté de Paris.
Médecin principal de première classe des armées.
Ex-professeur d'anatomie de l'hôpital de perfectionnement du Val-de-Grâce.
Agrégé à la Faculté de médecine de Strasbourg,
Officier de la Légion d'honneur,
Commandeur de l'ordre de Grégoire le Grand.

Avec six planches.

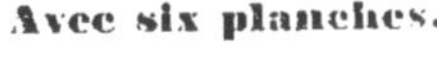

A PARIS,
CHEZ J.-B. BAILLIÈRE,
LIBRAIRE DE L'ACADÉMIE IMPÉRIALE DE MÉDECINE,
19, rue Hautefeuille ;
à Londres, chez H. Baillière, 219, Regent street ;
A New-York, chez H. BAILLIÈRE, libraire, 290, Broadway ;
A MADRID, CHEZ C. BAILLY-BAILLIÈRE, CALLE DEL PRINCIPE, 11.

1853

A MONSIEUR LE COMTE

ALEXANDRE STROGONOFF,

AIDE-DE-CAMP GÉNÉRAL DE S. M. L'EMPEREUR DE RUSSIE.

MONSIEUR LE COMTE,

Il y a dix ans, que pendant tout un hiver, vous voulûtes bien être spectateur aussi assidu que bienveillant de mes travaux. Pourquoi n'avouerais-je pas que cette sympathique attention, venue de si haut, n'a point été étrangère à la persévérance qu'il m'a fallu pour continuer une œuvre difficile? Vous avez eu foi dans mes efforts, monsieur le comte, j'ai tenu à justifier votre confiance. Permettez-moi donc aujourd'hui de vous offrir ce travail, et comme l'expression reconnaissante de ce qu'il vous doit, et comme le respectueux hommage du dévouement bien affectueux avec lequel j'ai l'honneur d'être,

Monsieur le Comte,
votre très humble et très obéissant serviteur,

A. E. LACAUCHIE.

Paris, le 1er février 1853.

AVANT-PROPOS.

Les anatomistes seuls connaissent toutes les difficultés de la science de l'organisme, et seuls ils savent ce qu'il faudra encore de travaux et de temps pour en combler les immenses lacunes. Les vivisections seraient la méthode d'investigation qui conduirait le plus sûrement aux découvertes, si elle n'exigeait des sacrifices au-dessus des ressources les plus opulentes. Les vivisections furent surtout employées dans l'antiquité ; on leur doit les découvertes qui amenèrent la science au point où l'expose Galien ; on leur doit aussi la découverte d'Aselli. Les vivisections, remises en honneur à plusieurs reprises et si habilement pratiquées dans ces derniers temps, sont surtout la méthode du physiologiste dont la sagacité trouve la solution du problème qu'il poursuit dans le phénomène le plus fugace. Un examen plus long, plus minutieux, est nécessaire à l'anatomiste ; la position, la forme des parties n'ont plus à l'arrêter aujourd'hui ; mais il faut pénétrer dans des organes complexes, qui ne sont eux-mêmes qu'une agrégation d'organes d'une ténuité extrême, perdus au milieu des nerfs et des vaisseaux de toute sorte ; il faut saisir la nature, les rapports de tous ces éléments ; s'assurer des voies suivies par les humeurs, en rechercher la structure, les orifices, etc. Le cadavre seul se prête à tant de recherches lentes et délicates. Deux modes d'investigations sont devenus dans les temps modernes de puissants et féconds auxiliaires : le microscope dont le pouvoir ampliatif nous découvre des détails et même des parties d'une ténuité inaccessible à nos yeux ; et les injections qui, depuis deux cents ans, nous montrent tout ce qu'il y a de merveilleux dans le nombre et l'arrangement des vaisseaux de toute nature qui jouent, dans l'économie, un rôle si important.

Le microscope est loin d'avoir fourni sa carrière : chaque jour, au contraire, en démontre l'utilité, la puissance, et fait mieux pressentir tout ce qu'on en obtiendra encore. Il n'en est pas de même des injections, qui ne s'adressent qu'à un ordre d'organes, et qui, aux mains d'hommes très habiles, ont atteint dès leur début et la perfection et la limite qu'elles semblent ne devoir jamais franchir.

Dans ces conditions, chaque travailleur s'est efforcé de découvrir quelque moyen anatomique nouveau : on a essayé la coction pour certains organes, les macérations méthodiques pour d'autres, les imbibitions de liquides colorés dans quelques cas, etc. ; c'est ainsi que nous-même, répétant le lavage des viscères, en nous servant de leurs vaisseaux, nous sommes arrivé à la méthode que nous avons appelée hydrotomie, et qui n'est que la méthode des infiltrations.

Si cette méthode a contre elle sa récente origine, elle se recommande à l'attention des véritables travailleurs par une puissance qui n'a d'égal que sa simplicité. Elle accomplit surtout la dissociation des petits organes si réfractaires à nos poursuites, puis elle les montre dans des infiltrations si considérables, si limpides, qu'il semble qu'elle veuille déposséder le microscope lui-même.

Un long avenir est assuré à cette méthode, et si nos efforts n'épargnent rien pour la faire connaître, pour la propager, c'est que rien ne nous sera plus agréable que d'apprendre la première découverte qu'un autre lui devra. Près de quinze années d'applications de notre part nous paraissent avoir prouvé ce qu'on est en droit d'en attendre lorsqu'elle sera employée, perfectionnée, par d'autres mains.

Nous lui devons d'avoir montré sous son véritable jour la plus grande partie du tube digestif; non pas d'avoir fixé l'opinion, nous n'oserions le dire, mais d'avoir appelé l'opinion à se prononcer enfin sur la véritable structure de l'estomac et des intestins : tuniques, glandes, villosités; à sortir du vague dans lequel on se complait sur ces points, où l'on trouve toutes les idées, tous les noms, s'associant sans motif, se contredisant sans embarras. Avec son secours nous avons vu en quoi les téguments sont identiques ; en quoi ils diffèrent les uns des autres. Les travaux qu'elle nous a imposés nous auront donné quelques découvertes : La contraction des villosités, quelques glandes de la langue, des dispositions inconnues du voile du palais, du pharynx, des organes ignorés de l'appareil urinaire , l'indication de toute une classe de glandes, etc. Mais c'est surtout lorsqu'elle s'applique au système absorbant, qu'elle révèle des propriétés d'autant plus précieuses, que sous son action facile, spontanée, naissent, fourmillent ces vaisseaux, dont la démonstration est encore, après deux cents ans d'essais, un tour de force de notre art. Ces remarquables effets assurent à ce système de prochaines et importantes découvertes, en même temps que, désormais accessible pour tous , il ne tardera pas à être aussi connu , dans ses dispositions principales , qu'aucune des parties les mieux explorées du système vasculaire sanguin.

Le travail que nous publions aujourd'hui s'est efforcé d'être précis sur tous les points nouveaux ou mieux déterminés qu'il expose, et sobre , ou plutôt exempt de tous les détails connus des anatomistes. C'est à ceux-ci que s'adresse ce mémoire; c'est par eux que l'hydrotomie pourra se propager, parce que, quant à présent, elle n'est possible que pour eux. L'intelligence des faits hydrotomiques exige une connaissance très avancée de l'état actuel de l'anatomie, et les élèves ne pourront être initiés à leur pratique que peu à peu et seulement par leurs maîtres. Qu'on ne cherche donc pas dans ce travail aucune des descriptions qui l'auraient grossi aux dépens de l'idée qu'il expose.

Nous avons donné quelques dessins exécutés par M. Bion, dont le talent est si connu. Nos figures, faites avec soin, et toutes d'après nature, ne se proposent cependant que de faire entrevoir les résultats hydrotomiques ; et, à la moindre application de cette méthode, chacun reconnaîtra que le crayon ne saurait en reproduire les riches et délicats aspects.

Notre appareil hydrotomique, commode et simple, a été exécuté par les soins de M. Charrière, qui nous permettra de lui exprimer ici tous nos remerciements pour l'usage, l'abus même, qu'il nous a laissé faire de l'inépuisable complaisance qu'il met au service de tous les hommes d'étude.

TRAITÉ
D'HYDROTOMIE

CHAPITRE PREMIER.

Origine de l'hydrotomie. — Comment cette méthode se rattache à celle des injections anatomiques. — L'eau est son agent essentiel. — Son appareil. — Application de l'hydrotomie à un corps entier, et à une partie du cadavre, ou à des organes isolés. — Des conduits organiques les plus favorables à l'action hydrotomique. — Effets hydrotomiques. — Leur nature. — Leur durée. — Mode d'examen des pièces hydrotomisées. — L'hydrotomie est-elle possible avec des eaux colorées? — Avec des eaux salines, acidulées? etc. — Arrivera-t-on à fixer les effets hydrotomiques? Analogie et dissemblances qui existent entre l'hydrotomie et les injections en général. — Applications possibles de l'hydrotomie aux études pratiques de la chirurgie dans les amphithéâtres.

§ 1. — L'histoire des injections anatomiques est singulière, comme celle de toutes les innovations importantes: elles auraient dû devancer la découverte de la circulation, et elles lui sont de beaucoup postérieures. De Graaf, leur auteur, les fait connaître en 1664, par son opuscule : *De usu siphonis in anatomia*, et aucun empressement ne présage la vogue qui leur est réservée. De Graaf meurt jeune, peu de temps après sa découverte, n'ayant jamais employé que de l'eau colorée. D'autres expérimentateurs substituent les matières solidifiables à l'eau, et tout aussitôt les injections se propagent, se généralisent, fondent cent réputations et emplissent les musées de préparations admirables. L'eau, dépossédée, en appela vainement par l'organe de Gaspard, le dernier des Bartholin. La requête était juste ; elle échoua devant l'engouement.

G. Bartholin signala les avantages des injections d'eau ordinaire, dans son *Specimen administrationum anatomicarum*, 1678, et il apporta à l'instrument de de Graaf une modification qui le rendait plus propre à ce nouvel usage. Ce travail passa inaperçu. Une telle indifférence dut décourager cet anatomiste, de tout point fort inférieur à son père et à son aïeul ; aussi ne voyons-nous pas qu'il ait fait autre chose que laver des viscères ; et vainement on cherche quelle découverte a été le résultat de ses tentatives. Gaspard avait dit que l'eau, en chassant le sang des vaisseaux, pouvait préparer le succès des injections avec le suif ou la cire ; cette indication fut reproduite dans quelques livres, suivie par quelques préparateurs, et enfin nettement condamnée. Marjolin parle dans ce sens, et il reproche à l'eau, qu'il proscrit, de quitter les vaisseaux, et, en s'épanchant dans le tissu cellulaire, d'y former des infiltrations fâcheuses.

§ 2. — Les choses en étaient là depuis longtemps, lorsque, employant l'eau en injection, un peu au hasard, et sans connaître le mémoire de G. Bartholin, nous fûmes frappé de la singularité et de la constance de certains effets ; nous répétâmes nos tentatives, en les variant, et quatre années de travaux assidus nous permirent de penser que l'anatomie possédait désormais une nouvelle méthode d'investigation. Nous appelâmes cette méthode l'*hydrotomie*, voulant indiquer que l'eau en est l'agent essentiel ; puis des faits nouveaux qu'elle nous avait divulgués, nous semblant démontrer sa fécondité, nous publiâmes, en 1844, un premier mémoire, sous le titre d'*Etudes hydrotomiques et micrographiques*. Nous pensions alors que cette publication suffirait pour déterminer plusieurs anatomistes à répéter ces expériences, et plus que personne nous aurions été heureux d'applaudir aux découvertes qu'ils en auraient obtenues. Notre espoir a été complétement déçu, et il ne nous en coûte pas de dire que personne, que nous sachions, n'a fait d'hydrotomie; et, cependant, des anatomistes auxquels nous avons montré notre méthode, il n'en est aucun qui n'ait avoué sa surprise, beaucoup leur admiration.

Nous n'avons pas à expliquer ces contradictions, nous aimons mieux démontrer, par de nouveaux faits, que l'hydrotomie isolée, dénuée de tout concours, a justifié nos prévisions; et penser qu'avant peu on s'étonnera qu'il lui ait fallu tant d'efforts pour prendre sa place dans la science.

§ 3. — *L'hydrotomie*, la dissection par l'eau, est toute dans l'injection continue de ce liquide. Gaspard Bartholin, nous nous plaisons à le répéter, fut à la veille de la découvrir; les infiltrations morbides et cadavériques, et aussi celles que produit la macération, auraient dû y conduire; celles que proscrivit le savant Marjolin y étaient arrivées. Nous avons beaucoup varié nos essais depuis huit ans, nous n'avons rien changé au mode essentiel d'application. L'hydrotomie veut avant tout une eau coulant avec une force égale à une colonne de ce liquide de 3 mètres à 3 mètres 1/2 de hauteur. Dans la plupart des amphithéâtres, l'eau qu'on y trouve est dans ces conditions. Lorsqu'il en est autrement, un petit réservoir fixé à cette hauteur, ou même un grand seau suffisent; on en fait descendre un tube qui aboutit à l'appareil. Le seau est d'un grand secours dans les recherches au dehors, dans les abattoirs en particulier, ces établissements si riches en matériaux pour l'étude, mais dénués de toute commodité pour l'expérimentateur.

§ 4. L'appareil hydrotomique peut être plus ou moins compliqué. Dans sa plus grande simplicité, c'est une canule portant l'eau dans l'un des conduits organiques employés à cet effet; mais la nécessité de régler la marche de l'eau, celle de l'amener dans plusieurs conduits à la fois et aussi parfois celle d'agir simultanément sur des pièces différentes, nous ont fait construire un véritable appareil, dont les pièces, plus nombreuses que variées, se prêtent à toutes ces conditions. Sa pièce principale est un tube en cuivre ou en fer-blanc, portant, sur le milieu de l'un de ses côtés, un tube plus petit, muni d'un robinet ; sur le côté opposé, trois autres tubes plus petits encore que le précédent, et, comme lui, munis de robinets. Le second de ces tubes reçoit le conduit qui amène l'eau ; son robinet règle la marche de celle-ci, et au besoin l'arrête. Les trois derniers reçoivent à frottement des conduits flexibles dont l'extrémité antérieure entre à frottement aussi dans toutes les canules qui peuvent s'adapter aux divers vaisseaux et conduits. Ces canules, toutes semblables par leur pavillon, varient par leur extrémité antérieure, depuis le diamètre qui peut s'insinuer dans une très petite artère, jusqu'à celui qui permet d'opérer sur les plus gros vaisseaux. Il arrive fréquemment que l'on a besoin d'ajouter à la longueur des conduits flexibles ; des tubes de rallonge ont cet usage ; nous en avons cinq, ils nous suffisent : on pourrait en augmenter le nombre. Ils s'adaptent eux-mêmes, à frottement, soit aux premiers tubes et aux canules, soit entre eux. La flexibilité de ces tubes permet de conduire l'eau dans tous les sens ; dans les cas cependant où, ayant à replier ces tubes trop fortement sur eux-mêmes, on peut craindre de gêner la marche de l'eau, il convient de se servir de canules coudées à angle droit, et s'adaptant aussi à toutes les autres pièces. Les canules qui se placent dans les vaisseaux s'y fixent, comme d'habitude, avec des fils cirés ; cependant il arrive assez souvent qu'on peut se passer de cette précaution ; d'autres fois les canules sont introduites çà et là dans divers vaisseaux à titre d'exploration. L'eau que l'une des canules peut promener sur les parties en injection ou dans leur intérieur, peut avoir besoin d'être réglée ; il en est de même de celle qui explore des vaisseaux, des conduits, en même temps que les points sur lesquels on agit peuvent être assez loin du robinet correspondant, et assez loin aussi de la main de l'expérimentateur ; nous employons dans ces cas un petit robinet indépendant qui se place où l'on veut : entre deux tubes flexibles, ou immédiatement en deçà de la canule qui dirige l'eau ; nous sommes ainsi maître du jet sans que nos yeux perdent un instant de vue le détail qui les occupe.

Dans les recherches hydrotomiques, il est rare que la division préalable des parties dont nous parlerons plus loin n'atteigne pas des artères qu'il importe de lier, pour hâter et même assurer le succès de l'infiltration. Trois pinces à ressort, une grande et deux petites sont très commodes pour cela ; ou elles sont laissées en place sur le vaisseau qu'elles étreignent, ou elles en facilitent singulièrement la ligature, qui se fait sans le secours d'un aide. Il ne faut pas toutefois s'exagérer les inconvénients attachés à certaines pertes d'eau, et croire qu'il y a nécessité de lier toutes les bouches artérielles ; l'expérience apprend bientôt que ces pertes sont insignifiantes si la somme d'eau qu'elles fournissent est très inférieure à la somme d'eau donnée par l'appareil. En général il n'est pas nécessaire de lier les veines qui donnent issue à l'eau, lorsque celle-ci est poussée par les artères. Mais les indications de détails, et cent autres pareilles, trouveront leur place aux principales préparations, ou seront établies par la pratique beaucoup mieux que ne pourrait le faire tout notre désir d'être complet à cet égard.

De tant d'eau amenée dans les organes, la plus grande partie ne faisant que la traverser, il en résulte une perte incessante de ce liquide dont il convient de se garantir. La plupart des tables de dissections sont creusées, et, sous ce rapport, se prêtent bien à ces travaux ; si l'on en était privé, une table particulière, recouverte en zinc, à bords relevés, deviendrait nécessaire. Tel est l'appareil dont nous nous servons depuis des années et qui nous a suffi jusqu'à ce jour, sans que nous mettions en doute les améliorations qu'il pourra recevoir. La planche première le représente dans son ensemble et dans chacune de ses parties tel que nous venons de le décrire.

§ 5. — L'hydrotomie peut être appliquée à un corps entier, ou seulement à une de ses parties. Le premier cas ne peut constituer qu'une expérience exceptionnelle, et surtout propre à donner une idée exacte de la puissance de l'eau. C'est celle dont nous rendîmes témoin le professeur Breschet en 1843.

Jusque là nous n'avions rien dit de nos recherches, qu'avaient pu voir, depuis 1838, les élèves de Metz et ceux du Val-de-Grâce. M. Breschet fut le premier anatomiste que nous invitâmes à voir ces expériences ; nous étions presque le compatriote de ce savant professeur, qui nous traitait avec bienveillance ; son haut jugement avait à nos yeux une grande valeur. Par ses propres travaux, et par ce qu'il savait de ceux des autres, M. Breschet pouvait nous éclairer, en un instant, sur le mérite de nos essais. M. Breschet mit plus de complaisance que d'empressement à se rendre à notre invitation ; il nous faisait remarquer que si l'eau avait été essayée, elle avait été abandonnée depuis longtemps et non sans raison. Lorsque vint la visite tant désirée, nous attendîmes le savant anatomiste avec un corps entier hydrotomisé. A peine M. Breschet eut-il jeté les yeux sur ce cadavre et sur notre appareil, qu'il s'écria, avec l'expression du regret : « Vingt fois j'ai eu l'idée de faire cette expérience, et » toujours je l'ai ajournée ! » Cette circonstance ne fit qu'augmenter la bienveillance dont nous honorait M. Breschet ; il accorda une attention soutenue à ce que nous pouvions déjà montrer de nos recherches sur le tube digestif et sur les glandes synoviales ; mais survint malheureusement la grave maladie qui l'emmena en Italie et qui ne nous le rendit que pour lui fermer les yeux.

§ 6. — Si peu profitable que soit pour l'étude l'hydrotomie d'un corps entier, on voudra l'essayer, soit sur l'homme, soit sur des animaux. Les vaisseaux, artériels et veineux, du tronc et des membres, facilement accessibles, peuvent être employés à cet effet. Nous nous servons habituellement, sur l'homme, de la saphène interne, dans sa partie la plus élevée. Là, elle reçoit une canule assez forte, et le résultat ne se fait pas attendre. La canule, bien entendu, est dirigée vers le cœur. Si l'on se sert des deux saphènes, l'effet est plus prompt. On peut employer l'artère crurale à la même hauteur, d'un côté seulement ou des deux côtés ; dans ces artères il n'est pas nécessaire de pousser l'eau vers la périphérie ; le contraire est plus favorable à l'infiltration. Il est presque superflu d'ajouter qu'on peut se servir des artères brachiales et carotides primitives, des jugulaires externe et interne, etc., puisque, en tout ceci, nous nous adressons aux anatomistes, c'est-à-dire à des hommes familiarisés avec tous les détails de l'art des préparations.

§ 7. — La canule ou les canules convenablement fixées, les robinets ouverts, on ne tarde pas à voir se manifester la présence de l'eau ; les parois abdominales s'élèvent peu à peu, jusqu'à devenir très tendues ; l'infiltration gagne le thorax, le cou, la face, le crâne, puis les membres de leur racine à leur extrémité. Longtemps avant que l'infiltration soit complète, l'eau s'écoule abondamment par la bouche et les narines ; elle provient des surfaces muqueuses digestive et respiratoire, qui lui livrent facilement passage. En moins de vingt minutes, le développement du corps dans toutes ses parties est énorme ; on n'a sous les yeux qu'une masse informe ; le visage est depuis longtemps méconnaissable ; les yeux sont fermés par de volumineuses paupières ; les lèvres sont deux bourrelets tendus ; il n'y a plus de cou ; les doigts sont écartés ; les avant-bras se replient sur les bras ; les bourses sont décuplées ; la verge s'érige, etc. Si l'on continue, l'eau perle sur plusieurs points de la peau ; plus tard encore, l'épiderme se soulève en larges phlyctènes.

§ 8. — L'hydrotomie circonscrite, limitée à une partie du corps, à un organe ou à un certain nombre d'organes plus ou moins unis ou rapprochés, est de beaucoup préférable à la précédente ; ses effets sont plus sûrs, plus manifestes et plus favorables à l'observation. Ainsi, veut-on faire une étude hydrotomique de la tête dans les parties externes du crâne et de la face, on placera une canule de moyenne grosseur dans chaque carotide primitive, le plus près possible de leur naissance, après ou sans séparation du tronc. On voit ce qu'il y aurait à faire pour un membre ou thoracique ou abdominal ; pour le dernier, l'iliaque primitive du même côté est l'artère qui s'offre naturellement à la canule. Pour les viscères thoraciques, on peut utiliser toutes les grosses veines des parties supérieures qui se dirigent vers la poitrine, ou les artères qui sortent de cette cavité. Dans ce dernier cas, l'eau est poussée vers le cœur ; les valvules sigmoïdes de l'aorte lui ferment l'entrée du ventricule gauche, et la repoussent dans toutes les divisions de la grosse artère. Pour les viscères abdominaux, nous employons indifféremment ou l'aorte thoracique, prise sept ou huit centimètres au-dessus du diaphragme, ou les iliaques primitives. Une canule suffit dans le premier cas, il en faut deux dans le second. Il nous semble inutile d'insister davantage, lorsque surtout nous ne pouvons nous dispenser de revenir sur ces détails, à l'occasion de beaucoup de préparations particulières.

§ 9. — Les artères et les veines, mais surtout les premières, sont les conduits qui s'offrent naturellement aux injections hydrotomiques; les artères doivent toujours être préférées aux veines; l'infiltration qu'elles produisent est plus lente, mais plus régulière, plus égale. Par les veines, l'infiltration est très prompte, mais aussi fréquemment compromise par des déchirures. Il faut autant que possible que le diamètre de l'artère employée soit proportionné à la masse des parties auxquelles elle porte l'eau. Ainsi, par exemple, on n'arriverait jamais à hydrotomiser une langue en plaçant les canules dans les artères linguales, tandis que l'opération est instantanée par les carotides primitives; on conçoit dès lors qu'il y a avantage à introduire les canules assez loin de l'organe que l'on veut préparer, et aussi que les précautions que l'on apporte dans la manière d'isoler les parties sont d'une importance réelle. C'est un soin que nous laissons rarement à d'autres, et bien souvent des pièces intéressantes et venues de loin n'ont pu être utilisées, parce qu'on n'avait pas tenu un compte suffisant de ces prescriptions. Il est souvent nécessaire et parfois indispensable de se servir de deux artères et même d'un plus grand nombre. Tout en conservant aux artères la préférence qu'elles méritent, il est bon d'essayer des veines. C'est même une obligation lorsque ces derniers vaisseaux se comportent comme les artères; c'est le cas de la veine-porte se jetant dans le foie. Que l'on ait fait choix des artères ou des veines, il convient de lier les troncs ouverts par lesquels l'eau s'échapperait en grande quantité et au détriment de la préparation. Cette précaution, toutefois, ne doit pas aller trop loin, et à moins d'intentions particulières elle n'est jamais nécessaire pour les veines qui laissent revenir l'eau poussée par les artères; c'est ce que nous avons déjà dit.

§ 10. — Les vaisseaux lymphatiques se prêtent aussi aux injections hydrotomiques. L'emploi de ces vaisseaux se rattachant exclusivement, jusqu'à ce jour du moins, aux recherches sur le système absorbant, on trouvera à ce chapitre toutes les indications que nous sommes à même de fournir quant à présent.

Nous devons en dire autant des canaux excréteurs : longtemps nous avons ignoré ce qu'on pouvait en attendre; plus tard il nous a été démontré que leur injection hydrotomique jouerait à l'avenir un rôle important dans les études du système absorbant. C'est encore à l'occasion de ce dernier que nous exposerons ce que l'expérience nous a appris à ce sujet.

§ 11. — En définissant l'hydrotomie, comme elle peut l'être, l'art des infiltrations, on aura une idée exacte de cette méthode. L'eau, poussée dans les vaisseaux, arrive promptement à ces orifices, admis de tout temps, quoique non démontrés, qui permettent de concevoir le mécanisme de la nutrition. Peu de physiologistes pensent encore que les veines soient directement continues aux artères; entre celles-ci et celles-là, il y a un espace, quelque minime qu'on le suppose, où se trouve la substance qui constitue un tissu propre; le muscle ici, l'os là, la glande ailleurs; c'est dans cet espace que séjourne un instant le sang; qu'il cède une partie de ses éléments, qu'il reçoit les éléments altérés, et qu'il est repris par les veines et par les absorbants, qui le ramènent à la double source où il se reconstitue sans cesse : le chyle et l'air.

§ 12. — Pendant la vie et dans l'état de santé, la juste proportion des forces de l'organisme rend les épanchements du sang inappréciables ; dans plusieurs maladies, au contraire, cette harmonie est troublée, ou parce que les organes aspirateurs ont perdu de leur puissance, ou parce que les liquides en mouvement ont perdu de leur plasticité ; dans ces diverses circonstances, la partie séreuse du sang et de la lymphe stationne, s'accumule, et l'on voit se produire des tumeurs œdémateuses, l'un des phénomènes morbides les plus communs.

§ 13. — Les injections hydrotomiques agissent sur un organisme que la vie a abandonné ; pour elles, comme pour toutes les autres injections, il n'y a qu'un simulacre imparfait de ce qui se passait avant la mort. Toutes les intelligences qui jouent un si grand rôle pendant la vie, ont cessé d'exister ; il ne nous reste que des vaisseaux, morts eux-mêmes, dans lesquels nous poussons brutalement un liquide sans analogie avec celui pour lequel ils ont été faits. Ces considérations, banales en apparence, ont été trop souvent oubliées ; et l'on ne lit pas sans étonnement les déductions physiologiques tirées de faits observés dans ces conditions. Pour son compte, l'eau poussée par les artères, revient promptement par les veines correspondantes et par les absorbants, suinte à travers les membranes muqueuses, à travers la peau elle-même, lorsque son action se prolonge ; mais *surtout* s'épanche dans le tissu cellulaire et l'infiltre. Les infiltrations sont le fait capital de l'hydrotomie ; elles sont constantes, régulières et toujours proportionnelles à la quantité de tissu cellulaire. Leurs avantages sont de deux sortes : d'abord elles séparent les organes, entre lesquels le tissu cellulaire est placé, et dont la quantité souvent est si minime, qu'on pouvait douter de sa présence ; ensuite elles ont une transparence qui permet à l'œil de découvrir une foule de particularités nouvelles.

§ 14. — L'infiltration hydrotomique, ordinairement prompte et d'une durée très suffisante pour les recherches que l'on a en vue, se montre parfois ou trop lente à se produire, ou de trop courte durée après s'être produite. Il est important de connaître la cause de ces bizarreries qui ne sont qu'apparentes. Les pièces trop fraîches résistent plus à l'action hydrotomique, que celles qui ont quinze, vingt et vingt-quatre heures de mort; ce qui s'explique par *la roideur cadavérique*, phénomène commun à tous les tissus. Aussi dans toutes les expériences sur des animaux récemment sacrifiés, il ne faudra pas s'étonner d'une certaine lenteur dans la production des effets. Par contre, ceux-ci sont les plus durables. Les cadavres anciens, ceux des affections chroniques, donnent lieu à une observation tout opposée : les effets hydrotomiques y sont instantanés, mais se maintiennent peu. C'est dire que les cadavres, dont les conditions sont intermédiaires aux précédentes, sont ceux qui répondent le mieux aux intentions de l'expérimentateur. Nous verrons, par la suite, que les mauvais cadavres doivent être préférés pour certaines recherches. Nous devons aussi faire remarquer que l'action hydrotomique ne se prolonge pas au delà d'un certain temps, sans préjudice pour les effets obtenus ; la perméabilité des tissus augmentant à chaque instant, il arrive un moment où l'on n'a plus cette infiltration dense dont l'expérience fait promptement connaître et le caractère et les avantages.

§ 15. — Le mode d'examen des pièces hydrotomisées est particulier, comme cette méthode elle-même ; le scalpel et la pince n'en sont plus que des instruments très secondaires ; le couteau bien tranchant en est l'instrument essentiel. En effet, c'est le plus souvent par grandes coupes qu'il faut procéder ; ces coupes, faites dans divers sens, dans plusieurs points de la longueur d'un même organe ou d'une même partie, mettent à découvert des aspects aussi curieux qu'ils sont nouveaux, et dont l'élégance contraste avec l'aspect inaccoutumé et parfois hideux des parties qui les contiennent. Après ces sections, l'œil, seul ou armé d'une loupe, est le grand explorateur ; il doit regarder, chercher longtemps. Ni les doigts ni la pince ne doivent alors intervenir, ils ne feraient que compromettre l'infiltration. Lorsque les coupes ont été suffisamment multipliées, l'esprit, en rétablissant la continuité des parties qui les composent, refait et embrasse sans peine leur disposition générale. C'est seulement après cet examen que les organes doivent être isolés, détachés, livrés, en un mot, à toutes les manœuvres de la dissection ordinaire.

§ 16. — La vue des pièces hydrotomisées fait presque toujours penser que l'eau colorée donnerait des effets encore plus curieux, en rendant apercevable dans cette gangue transparente, les plus petites divisions vasculaires, et même en colorant certains organes. Cela serait, en effet, si l'eau abandonnait son principe colorant dans les vaisseaux et dans les organes, pour s'épancher incolore dans le tissu cellulaire. Ce n'est pas ce qui a lieu; l'infiltration se produit donc bleue ou verte, et par là privée de sa transparence, son plus grand mérite.

§ 17. — L'emploi de l'eau chargée de certains sels, aiguisée de certains acides, est un fait qui nous semble plus digne d'être essayé. Dès 1844, nous avions fait construire et dessiner un appareil pour cet usage; mais l'eau pure nous a emmené si loin, que nous n'avons pu donner suite à nos projets. Enfin beaucoup de personnes se sont demandé s'il ne serait pas possible de fixer les effets hydrotomiques. Les sciences ont eu si souvent raison du scepticisme le plus raisonnable, que nous n'osons dire non; mais tout en souhaitant qu'on arrive à ce résultat, nous le croyons bien difficile.

§ 18. — L'hydrotomie a avec les injections en général une similitude apparente, qui exige que nous établissions entre elles un parallèle d'où ressortiront leurs analogies légères et leurs dissemblances profondes. Ces deux méthodes agissent sur les vaisseaux, et toutes deux en y poussant des matières étrangères, dans le but de rendre plus manifestes certains détails de l'organisme. Voilà leurs analogies; mais elles ne vont point au delà.

§ 19. — Les injections ordinaires se servent des vaisseaux pour le plus grand profit de ces organes; les matières qu'elles y poussent répondent d'autant mieux à leur pensée, qu'elles restent plus complétement dans les vaisseaux, qu'elles les atteignent dans leurs branches les plus reculées, qu'elles les distendent mieux. Les injections, en un mot, sont la glorification des vaisseaux. Pour l'hydrotomie, les vaisseaux ne sont qu'une voie pour conduire l'eau *en dehors* de ces organes; son succès est en raison directe de ce résultat. La manifestation des vaisseaux n'est pour elle qu'un fait secondaire; celle des organes proprement dits, et des plus petits organes, est le fait essentiel; l'opposition, on le voit, est absolue. Ajoutons qu'elle est un bien, puisque les deux méthodes font mieux que se suppléer, elles se complètent.

Jusqu'ici nous ne nous sommes guère servi de cette méthode que pour l'anatomie normale et les tissus sains; il n'est pas douteux cependant que l'anatomie pathologique n'en puisse recevoir de précieux secours. L'eau dissociera quelques uns des éléments qui se pressent d'une manière si serrée dans beaucoup de productions morbides; elle lavera les ulcères les plus étendus, les plus profonds, et, dans beaucoup de ces cas, par une connaissance plus exacte de la nature des lésions, elle contribuera à éclairer la thérapeutique.

L'hydrotomie trouvera encore d'utiles applications dans les études pratiques de la chirurgie, pour presque toutes les opérations qui s'appliquent aux vaisseaux, ou pour celles qui comportent inévitablement la division de quelques unes de leurs branches importantes. Quant à présent, les essais de saignée sur le cadavre sont si insignifiants, qu'on les omet sans scrupule. Et cependant la saignée est une opération sérieuse! Placez une canule hydrotomique dans l'une des veines de la main, et, à l'instant, toutes celles de l'avant-bras et du pli du coude prennent une tension qui donne au doigt et à la lancette une idée exacte de cette opération; si l'instrument cherche à ouvrir l'un de ces vaisseaux, il trouve toutes les conditions de la vie, jusqu'au jet qui lui indique qu'il est allé assez profondément. Il en serait de même pour toutes les divisions des deux saphènes, en mettant une canule dans l'une de leurs divisions de la face dorsale du pied. Pour les amputations, ne serait-il pas utile, quand on y exerce les élèves, que l'eau coulât parfois dans les artères, ne fût-ce que pour les familiariser avec les difficultés de la ligature de ces vaisseaux? Ces applications en appelleraient certainement d'autres; c'est le fait ordinaire des moyens simples et féconds.

CHAPITRE DEUXIÈME.

Étude hydrotomique de la peau. — Le derme. — Le tissu cellulaire hypodermique. — La graisse. — Les glandes. — Rapports avec le *fascia superficialis*. — Continuité de la peau avec les membranes muqueuses. — Isolement de l'épiderme. — Conduits sudorifères. — Leur forme. — Leurs renflements en arrivant à la cuticule. — Leur orifice épidermique oblique et non direct. — Appareil glandulaire de la lèvre inférieure du chat.

§ 20. — Il est peu de préparations hydrotomiques qui n'entraînent celle de la peau ; cependant on pourra vouloir agir dans le seul but d'étudier cette membrane. Dans ce cas, un membre entier, infiltré par l'axillaire ou la crurale, et, mieux encore, la tête, recevant l'eau par les deux carotides primitives, répondront à tous les besoins de cette étude. Lorsque l'infiltration est suffisante, on pratique successivement un certain nombre d'incisions, allant jusqu'aux muscles, pour les membres et la face, et jusqu'aux os pour le crâne.

Ces coupes donnent une idée exacte du derme et de ses rapports avec les parties sous-jacentes. On voit partir de sa face profonde les lames aponévrotiques qui arrivent au *fascia superficialis*, s'entrecroisant entre elles, et formant des cellules nombreuses et petites d'abord, plus grandes et moins nombreuses à mesure que l'on s'éloigne de la peau. Toutes ces cellules sont occupées par de la graisse, et les plus superficielles le sont en même temps par les glandes de la sueur et les bulbes des poils. Ces détails sont de l'aspect le plus net ; ils sont surtout remarquables au crâne. Dans toute l'étendue de cette région, on est frappé d'une disposition particulière : la section, allant jusqu'aux os, découvre l'infiltration de deux couches celluleuses bien distinctes, et à peu près d'égale épaisseur ; l'une est entre la peau et l'aponévrose épicrânienne; l'autre, entre celle-ci et le péricrâne; la première ne diffère pas de ce que nous avons indiqué précédemment, et la graisse y abonde; la seconde ne présente aucune trace de graisse. Ce fait que nous nous bornons à mentionner trouvera son appréciation lorsque nous rechercherons par quelles voies la graisse concourt à la nutrition des organes et aux sécrétions accomplies par plusieurs d'entre eux. Les sections faites au bord des ouvertures naturelles montrent la continuité de la peau et des membranes, qui, à partir de ces points, prennent le nom de membranes muqueuses. Il n'y a entre elles que des différences d'épaisseur et de vascularité.

§ 21. — Lorsque l'hydrotomie des parties sur lesquelles on veut étudier la peau se prolonge pendant plusieurs heures, que la température est élevée ou le cadavre ancien; on voit apparaître çà et là des phlyctènes parfois considérables. L'épiderme de ces bulles, soumis au microscope et regardé par sa face adhérente, laisse voir plusieurs longs conduits régulièrement espacés, tous semblables, libres par une extrémité qui paraît avoir été déchirée, par l'autre adhérents à l'épiderme. Ce sont les conduits sudorifères; l'extrémité adhérente et terminale de chacun de ces conduits présente un renflement circulaire dont le diamètre est trois et quatre fois celui du conduit. A la surface externe de l'épiderme, on cherche vainement les orifices de ces conduits, non qu'ils n'existent pas, mais parce que, selon toute vraisemblance, ils percent la lame épidermique d'une manière oblique, opinion déjà émise par Bichat, et conforme à ce que nous apprend l'observation à l'égard d'un grand nombre de conduits excréteurs. Cette petite découverte nous conduisit à examiner l'épiderme soulevé par les vésicatoires, par l'eau chaude, par le feu. Dans aucun de ces cas nous n'avons aperçu ni les conduits de la sueur, ni leurs renflements terminaux, sans doute déchirés plus près de la cuticule par le phénomène morbide qui produit l'épanchement de la sérosité; ce qui explique que cette disposition n'ait pas encore été signalée.

§ 22. — Sous l'épiderme que nous venons d'examiner, le corps papillaire de Malpighi est mis à nu et dans les meilleures conditions pour l'observation. Il est évident alors que ce que l'on a sous les yeux n'est pas le derme seul, mais la surface du derme recouverte d'un réseau vasculo-nerveux. Ajoutons que si les injections de toute nature ne laissent aucun doute sur le dispositions principales des vaisseaux sanguins et lymphatiques, il n'en est pas de même pour l'élément nerveux : sa présence est incontestable ; mais nous n'allons guère au delà. Est-ce une membrane étendue là, comme l'est la rétine à la face interne de la choroïde? c'est probable ; et par une analogie qui n'a rien de forcé, on pourrait dire à la face interne de la sclérotique, la choroïde devenant le réseau vasculaire ; ou les tubes nerveux restent-ils distincts jusqu'à cette surface? Il y a encore là des points fort obscurs à éclaircir ; et disons que, quant à présent, l'œil le plus attentif perd le nerf dès qu'il s'engage dans l'épaisseur du derme. Le tissu cellulaire si délié qui unit entre eux les vaisseaux et les nerfs en même temps qu'il fixe l'épiderme au derme, c'est le corps muqueux de Malpighi. Nous ne voulons point entrer dans le détail des glandes de la peau, dont l'histoire laisse peu à désirer ; nous appellerons seulement l'attention des observateurs sur un appareil glandulaire considérable, qui est particulier au chat dans les animaux domestiques, et que l'on trouve dans l'épaisseur de sa lèvre inférieure. Nous ignorons encore les raisons de cette particularité.

CHAPITRE TROISIÈME.

Étude hydrotomique de l'appareil digestif (portion sus-diaphragmatique).

Examen des lèvres. — Leurs glandes. — Étude de la langue. — Précautions à prendre pour assurer le succès de cette préparation. — Muscles de la langue. — Son tégument. — Deux sortes de papilles. — Ses glandes. — Organe particulier de la langue du chien. — Son muscle. — Sa graisse. — Recherches qu'il exige encore. — Glandes de l'isthme du gosier ; — du pharynx ; — de l'œsophage. — Disposition propre au pharynx du chien. — Son mode d'action ; — ses avantages. — Cette disposition se retrouve dans le chat, et probablement dans beaucoup d'autres animaux. — Poche glandulaire pharyngienne du porc. — Sa position. — Ses usages.

§ 23. — L'examen des lèvres, après l'infiltration de la tête, ne démontre aucune disposition nouvelle, mais présente de la manière la plus satisfaisante tous les détails de ces parties. Les coupes doivent être faites et parallèlement et perpendiculairement à la direction de ces organes. L'infiltration atteint surtout le tissu cellulaire sous-muqueux, et les glandes labiales apparaissent dans tous leurs rapports avec une incroyable netteté.

§ 24. — Il en est de même de *la langue*, quant à la précision des détails mis en lumière par l'hydrotomie, et différemment en ce que cette méthode nous a révélé des dispositions qui n'avaient point été vues. La préparation hydrotomique de la langue de l'homme, du chien, du cheval, du bœuf et du mouton est l'une de celles qui frappent le plus, tant par la beauté des effets que par la promptitude avec laquelle ils se produisent. Son succès dépend surtout du soin que l'on apporte à isoler la pièce et à conserver le plus possible les troncs des carotides primitives. Pour nous, nous préférons séparer la langue de toute la tête. A cet effet, nous attaquons les parties molles au-dessous du maxillaire, en contournant le bord inférieur de cet os dans toute son étendue; nous raclons l'os, nous arrivons à la partie interne du bord alvéolaire; la pointe de la langue alors peut être attirée en bas; nous continuons de diviser en arrière et sur les côtés en coupant dans l'épaisseur des ptérygoïdiens internes; nous séparons le voile du palais; plus en arrière nous amenons à nous la plus grande partie du pharynx; enfin, par deux sections des parties molles du cou, parallèles au rachis et placées très en arrière des gros vaisseaux de la région, puis par une dernière, transversale, faite au-dessus du sternum et allant jusqu'aux vertèbres, nous isolons une pièce considérable et avec laquelle le succès de la préparation est assuré. Pour comprendre le maxillaire dans cette pièce, on voit qu'il suffirait de désarticuler cet os de chaque côté. Pour le reste, on se comporterait comme nous venons de l'indiquer. Dans l'un et l'autre cas, on place une canule dans chaque carotide primitive, et on lie chacune des carotides internes. Les robinets sont à peine ouverts que l'on voit la langue se gonfler peu à peu; et, pour l'homme, en moins de sept minutes l'infiltration est complète et l'étude peut commencer. D'un tissu plus serré, la langue du chien demande de dix à douze minutes; celles du cheval et du bœuf ne demandent guère plus de temps. Dans cette pièce, l'infiltration se produit dans toutes les parties, au grand avantage de l'observateur.

§ 25.— La langue a de tout temps opposé de sérieuses difficultés aux investigations. Ses muscles, bien vus, bien décrits par Galien, décrits avec plus de précision par Vésale qui en signale les entrecroisements remarquables, niés par l'un des Bartholin, défendus par Riolan, ont été bien exposés depuis par presque tous les anatomistes et avec un soin nouveau, de notre temps, par Gerdy, Blandin, Baur, Bourgery. Il n'est aucun de ces auteurs qui n'avoue les peines que lui a coûtées cette étude dans laquelle les uns se sont aidés de la coction.

les autres de l'action des acides ; ceux-ci de la macération, etc. L'hydrotomie se fait un jeu de ces difficultés, ou plutôt elle ne les connaît pas, comme on ne les conçoit plus en voyant avec quelle promptitude chaque particularité se montre distincte et nette sous l'action magique de l'eau. Nous ne voulons pas nous appesantir sur des dispositions musculaires suffisamment connues ; nous laissons aux observateurs le plaisir de suivre chacun de ces muscles, chacun de ces faisceaux, et de constater la régularité de leurs entre-croisements. Quant au tégument de la langue, il a été de notre part l'objet d'un examen attentif. La lame fibreuse, dermique qui en constitue la base, est d'une grande souplesse et traversée par beaucoup de vaisseaux et de nerfs ; les papilles placées à sa surface sont de deux sortes, les filiformes et les fungiformes. Si les premières sont bien des papilles gustatives, on ne saurait méconnaître que les secondes en sont trop différentes par la forme, par la texture, pour qu'elles n'aient pas de fonctions sensiblement différentes. Quelques anatomistes ont cru apercevoir des ouvertures à leur surface, et ils ont pensé que c'étaient des voies ouvertes aux saveurs. Nous croyons aussi avoir vu ces ouvertures, mais pour nous elles seraient plutôt des voies d'excrétion ; c'est-à-dire que nous inclinons à prêter à ces papilles la nature glandulaire. Quant aux papilles à calice de beaucoup d'auteurs, elles ne sont que des papilles à tête placées dans des dépressions, ménagées elles-mêmes pour recevoir les conduits excréteurs de glandes placées dans l'épaisseur de la langue à des profondeurs variables.

§ 26. — Les glandes de la langue sont très nombreuses et forment, pour chaque moitié de l'organe, trois masses très distinctes : la première, très rapprochée de celle du côté opposé, avec laquelle elle semble se confondre, est à la partie postérieure ; le plus grand nombre de ses canaux excréteurs aboutissent au trou borgne de Morgagni et à son prolongement souvent assez étendu. La seconde, bien vue et bien décrite par Blandin, est dans l'épaisseur de la partie antérieure.

La troisième, que nous croyons avoir observée le premier, est au centre de la partie la plus postérieure du bord latéral. Ses canaux excréteurs aboutissent au fond de rainures que l'on trouve sur le bord même de la langue, à sa partie la plus postérieure; ces rainures existent chez presque tous les animaux; chez les chats elles sont séparées par de longues papilles particulières. L'opinion qui ferait des papilles à tête des glandes favorisant le toucher des papilles filiformes, trouverait jusqu'à un certain point sa confirmation dans ce qu'on observe sur le chat. Là quelques papilles filiformes, cornées, sont de véritables crochets réunis au centre de la surface de la langue et formant l'espèce de râpe que chacun connaît. Mais, dans ce cas, les papilles à tête ne sont pas placées entre les papilles pyramidales; elles sont à leur base et éprouvent de leur jeu une compression remarquable et qui doit venir en aide à la sortie d'un liquide. La langue du cheval, dans ses profondeurs, n'est pas moins riche de glandes que celle de l'homme; mais c'est surtout sur elle que l'on voit bien que les dépressions qui logent certaines papilles fungiformes, reçoivent des canaux excréteurs de glandes. Sur cet animal, une masse assez considérable de ces glandes les double immédiatement, dans une épaisseur de 3 à 4 millimètres.

§ 27. — La langue du chien est la plus remarquable par la véritable élégance de tous ses détails, mais elle a de plus un intérêt exceptionnel par la facilité qu'elle nous donne d'étudier le singulier corps que l'on y trouve, et dont nous ne rencontrons aucune trace chez l'homme, le cheval, le bœuf et le mouton. Nous voulons parler de l'organe qui existe à la partie inférieure de la portion libre de la langue. Les anciens avaient signalé son existence, et quelques uns le regardant comme la cause de la rage, en conseillaient l'ablation; les derniers anatomistes n'ont jamais manqué de le signaler; Carus et Otto, en 1835, en ont donné une belle figure d'après l'ours, et tous n'y ont vu qu'un cartilage ou un ligament. Il y a autre chose dans cet organe, long fuseau couché dans le sillon profond de la face inférieure de la langue, très adhérent par son extrémité antérieure au tégument et, par son extrémité postérieure, libre et mobile dans une sorte de gaîne celluleuse. Sur un chien de forte taille, il a jusqu'à 3 centimètres 1/2 de longueur, et mesure plus de 1 centimètre de circonférence dans son milieu. Son bord inférieur est régulièrement arrondi, son bord supérieur est plus mince; c'est celui qui reçoit les vaisseaux et les nerfs. Si, au premier abord, on peut se laisser aller à ne voir là qu'un fibro-cartilage, la transparence du tissu fibreux, en donnant une teinte rougeâtre, conduit à une observation plus attentive ; et alors, dans quelque sens que soient faites les sections, elles ne laissent aucun doute sur une texture complexe. Ce corps n'est pas un ligament, mais une gaîne ligamenteuse, et cette gaine contient : 1° un appareil musculaire qui en occupe la partie la plus considérable et la plus élevée ; 2° une couche adipeuse placée au-dessous. Les faisceaux musculaires ne sont pas disposés dans le sens de l'axe de cet organe, comme on serait porté à le croire, mais dans le sens contraire. Très courts, ils vont du bord supérieur à l'inférieur qu'ils n'atteignent pas, la graisse formant une couche régulière au-dessus de ce dernier. Que fait là ce muscle? doit-il, suivant les circonstances et par sa contraction, donner à ce corps plus ou moins de rigidité? C'est possible, quoique difficile à comprendre. La présence de la graisse s'explique mieux pour nous qui la retrouvons à côté de tous les muscles rouges, circonstance que nous expliquerons plus tard. Ce muscle nous semblait si extraordinaire, que, pendant bien longtemps, nous sommes revenu à cet examen. Plus d'une fois il nous a semblé, après des coupes transversales, voir la lumière d'un canal placé à peu de distance du bord supérieur, et perdu au milieu du muscle. Croyant retrouver ce canal dans la partie la plus rapprochée de la pointe de la langue, nous nous sommes efforcé d'y introduire des crins, du mercure, mais toujours sans succès, comme aussi sans mettre fin à l'illusion qui sans doute nous abusait Sur ce point, nous aurons fait un pas, et l'un de ceux qui nous succéderont dans ces recherches, trouvera certainement le mot de cette énigme bizarre.

Si l'on veut obtenir la séparation hydrotomique de l'épiderme de la langue, il suffit de conserver cet organe pendant quelques jours avant de le soumettre à l'infiltration. Deux, trois, quatre jours au plus suffisent pendant les chaleurs de l'été ; cinq, six et sept peuvent être nécessaires dans les autres saisons et suivant leur température. Cette membrane se détache alors spontanément et laisse dépouillées, mais intactes quant à leur forme, toutes les papilles de la langue. On peut ainsi répéter sur la langue de l'homme et de tous les animaux l'étude qui a été faite sur celle de l'ours à l'aide de la macération.

§ 28. — Tout a été dit, et bien dit, sur l'abondance, la nature et la nécessité des glandes qui inondent le fond de la bouche de ce mucus si favorable à la déglutition. Il en est de même de celles du pharynx, constituant, à la partie supérieure de cet organe, une sorte d'éponge sécrétante que l'on ne montre pas assez, et de celles de l'œsophage dont le produit concourt à assurer la chute facile des aliments dans l'estomac. L'hydrotomie cependant n'est pas impuissante à jeter une nouvelle lumière sur ces détails et à en découvrir de nouveaux. L'infiltration, disions-nous tout à l'heure, ne se borne pas à la langue, elle gagne toutes les parties, et, du trou borgne à l'œsophage, soulève toute la muqueuse à la faveur d'un œdème aussi limpide qu'il est considérable. Dans ce cas encore c'est par des incisions profondes, faites à l'aide d'un instrument bien tranchant, que l'on voit nets, isolés, superposés, les muscles et les glandes, et, parmi les glandes, celles en grappes dont les canaux longs et flexueux arrivent à la muqueuse par un trajet vraiment étendu, et les follicules creusés ou du moins enfoncés dans le derme qu'ils ne traversent pas en arrière. Plusieurs fois, dans le pharynx de l'homme, nous avons trouvé des plaques plus ou moins circulaires, percées d'orifices qui étaient la terminaison des canaux sécréteurs de glandes en grappes, rendues bien évidentes par l'infiltration. On en trouvera des exemples dans les planches. L'examen hydrotomique du pharynx en particulier exige que cet organe, laissé intact, soit seulement découvert par l'enlèvement de toute la portion cervicale du rachis.

§ 29. — Avant d'aborder la portion abdominale de l'appareil digestif, nous devons mentionner deux dispositions remarquables du pharynx, dont l'une appartient au chien et la seconde au porc.

La première constitue au chien un voile du palais très différent de celui de l'homme, ou plutôt le chien n'a pas le voile qui, chez nous surtout, a pour usage de séparer la bouche de l'arrière-bouche; mais à la place il a un diaphragme à ouverture centrale et contractile divisant le pharynx en une partie supérieure, nasale, et une partie inférieure qui pourrait encore s'appeler buccale, laryngienne, œsophagienne. Une différence aussi grande semblerait avoir exigé de profondes modifications dans l'appareil musculaire de ces parties; il n'en est rien : il a suffi pour cela de la suppression d'un très petit muscle, et d'un changement de direction imprimé à un autre. Le staphylo-glosse n'existe pas, et le staphylo-pharyngien, au lieu de se porter en bas, se porte en arrière et va rejoindre celui du côté opposé, sur le raphé du pharynx. Aussi, chez le chien, l'amygdale ne trouve-t-elle pas l'excavation protectrice que constituent, dans l'homme, les deux piliers du voile, et nous la voyons abritée par un repli membraneux tout autre, mais lui-même très remarquable. Nous ne saurions nous borner à constater cette disposition singulière du pharynx du chien; nous devons en rechercher la raison. Cette raison se trouve, non pas dans la puissance notoire de l'odorat chez cet animal, mais dans l'intention qu'a eue la nature de conserver à cette puissance toute son intensité dans toutes les circonstances. Le chien, carnassier, chasseur, a pour lui son nez et sa vitesse; le premier découvre la proie, en suit la trace; la seconde s'efforce de l'atteindre. On sait que les mouvements rapides et prolongés occasionnent une dépense à laquelle l'organisme ne subvient qu'en accélérant simultanément la circulation et la respiration. La respiration du chien qui court est donc très accélérée, et si cet animal respirait par les narines, ses surfaces olfactives perdraient promptement leur sensibilité. Le chien qui court ne respire pas par le nez; il respire par la gueule, et le diaphragme pharyngien, mis en mouvement, interrompt toute communication entre les parties qu'il sépare. Au contraire, le chien ne fait-il que marcher, il respire par les narines. Ces observations feront comprendre des actes sur lesquels on ne s'était pas arrêté ou qu'on ne s'expliquait pas. Le chien qui entre en chasse flaire ; il a la gueule fermée. Prend-il sa course, il ouvre la gueule pour ne plus la fermer que lorsqu'il s'arrête pour reconnaître s'il est sur la trace du gibier ou retrouver cette trace s'il l'a perdue. L'essoufflement du chien est facile et souvent long; pendant tout ce temps il respire à pleine gueule, la langue pendante. Pendant tout ce temps aussi, les fosses nasales conservent leur sensibilité, et elles restent à la disposition de l'animal qui y trouve son sens le plus important. Chez le même animal, l'extrémité supérieure de l'œsophage est pourvue en dehors d'un sphincter et en dedans d'un bourrelet glandulaire dont l'existence nous semble liée aux dispositions précédentes. Nous sommes loin de penser que l'organisation pharyngienne que nous venons d'exposer appartienne exclusivement au chien; nous la retrouvons dans le chat, et on la retrouvera certainement dans les autres espèces de ces deux genres d'animaux.

§ 30.—La seconde disposition que nous devons signaler appartient au porc ; elle constitue pour cet animal un appareil glandulaire pharyngien tout particulier. C'est une poche glandulaire impaire placée sur la ligne médiane, et perdue entre la muqueuse pharyngienne et le constricteur inférieur qu'elle dépasse en bas par son extrémité fermée. Sur un cochon adulte, cette poche a de trois à quatre centimètres de profondeur, et loge facilement les deux tiers du doigt annulaire. Son orifice est à la partie la plus inférieure et la plus postérieure du pharynx, en arrière de celui de l'œsophage; elle est formée d'une muqueuse semblable à celle du pharynx, et toute tapissée en dehors de glandes. Sa position, ses rapports avec le troisième constricteur, indiquent ses usages et le mécanisme qui la fait agir. Lorsque la contraction successive des constricteurs élève l'œsophage pour le porter au-devant du bol alimentaire poussé par le mouvement ondulaire de la langue, cette poche est en même temps ramassée, relevée, comprimée, et son contenu est versé sur l'orifice œsophagien avant que le bol alimentaire s'y engage, ou du moins en même temps, et en facilite la déglutition. Trouvera-t-on cet organe sur d'autres animaux? C'est probable; jusqu'à ce jour nous n'en avons aperçu aucune trace dans les animaux que nous avons étudiés.

CHAPITRE QUATRIÈME.

—

Étude hydrotomique de l'appareil digestif (portion sous-diaphragmatique).

Précautions à prendre pour assurer le succès de cette étude. — Aspect des plans musculaires. — L'infiltration porte plus particulièrement sur la couche celluleuse sous-muqueuse. — Glandes placées dans cette couche. — Examen de la tunique muqueuse. — Son derme, identique à celui de la peau. — Couche glandulaire placée sur ce derme. — Ces glandes sont de trois sortes. — Lumière fournie par les carnivores. — Des villosités intestinales. — Leur contraction constatée sur le chien, le chat, le cheval, le mouton. — Rapports de position des villosités avec les glandes de l'intestin grêle. — L'absorption ne se borne pas aux parties pourvues de villosités. — Tous les estomacs glanduleux absorbent-ils? — Parallèle entre la peau et la membrane muqueuse digestive. — Les membranes sont identiques dans le nombre et dans la nature de leurs éléments. — Elles diffèrent par la forme de quelques uns de ces éléments, et surtout par la position de quelques uns d'entre eux. — Les papilles sensitives et les papilles absorbantes (villosités) ne sont que le développement, par projection, des agents du toucher et de ceux de l'absorption. — Toutes les glandes des téguments, externe et interne, sont *hypodermiques* ou *épidermiques*. — La couche glandulaire épidermique forme, dans quelques cas pathologiques, les membranes rendues avec les selles. — Examen hydrotomique des intestins ulcérés. — Aspect particulier de la membrane muqueuse de l'estomac du cheval. — La couche glandulaire n'existe que dans la moitié pylorique; de ce côté aussi la couche celluleuse sous-muqueuse est plus épaisse, et le derme de cette portion de la muqueuse est percé de petites ouvertures nombreuses, régulières, pour le passage des vaisseaux. — Les granulations de la muqueuse du colon du lapin sont des agglomérations de glandes en tubes. — Véritable forme des valvules du colon dans le même animal. — Des voies pancréatiques. — Toujours deux canaux dans l'homme; deux canaux dans le cheval. Dans ces deux cas, le canal secondaire s'ouvre toujours au-dessus du pore biliaire. — Ces dispositions sont moins constantes dans le chien. — Trois canaux pancréatiques dans le coq. — Les conduits biliaires, allant direc-

tement du foie à la vésicule, existent toujours chez l'homme et le bœuf. Rapports des canaux sous-hépatiques avec la capsule de Glisson.

§ 31. — La portion abdominale du tube digestif a un intérêt qui ressort de toutes les recherches dont il a été l'objet ; là évidemment sont les instruments immédiats de la transformation des matières alimentaires, et de leur introduction dans l'organisme. Mais quelle est la véritable nature de ces instruments ? quelle est leur disposition exacte ? Peut-on s'entendre sur ce qu'on nomme les tuniques gastro-intestinales ? Sont-elles, sur un même animal, différentes ici et là ? pour un même point, diffèrent-elles dans des animaux de divers genres, de diverses espèces ? Ce sont là autant de questions que se sont faites presque tous les observateurs, et qu'ils se sont efforcés de résoudre. Disons, sans crainte d'être démentis, que l'hydrotomie donne la solution de presque toutes ces questions, et n'aurait-elle d'autre mérite que d'exposer clairement ce qui n'a jamais été vu et démontré que d'une manière imparfaite, qu'elle serait imposée à la science jusqu'au jour où elle se retirera devant un moyen nouveau faisant mieux qu'elle. Nous ne recommencerons pas un historique toujours refait, non par indifférence pour des travaux qui resteront comme des modèles de patience et de sagacité, mais pour ne pas devenir obscur par l'accumulation de faits contradictoires.

Sous la seule dictée de l'infiltration, nous n'omettrons jamais cependant de rapporter à nos devanciers ce qui appartient à chacun d'eux : ceux qui ont accordé quelque attention à notre travail de 1844 ont pu reconnaître nos scrupules à cet égard ; et c'est après avoir médité les écrits de Malpiphi, Glisson, Galeati, Pechlin, Peyer, Brunner, Lieberkuhn et de tant d'autres, que nous avons indiqué la part qui nous semblait devoir être faite à chacun de ces grands observateurs.

§ 32. — Notre examen devant porter principalement, et en premier lieu, sur les tuniques gastro-intestinales, nous devons indiquer les procédés qui nous ont le mieux réussi à cet égard. L'infiltration simultanée de l'estomac et de tous les intestins est possible, soit qu'on laisse ces organes dans l'abdomen largement ouvert, soit qu'on les ait séparés du corps, en détachant avec eux, et d'une manière bien complète, l'aorte, depuis plusieurs centimètres au-dessus du diaphragme jusqu'au delà de sa bifurcation lombaire. Dans chacun de ces cas, on peut se servir d'une seule et forte canule, placée dans l'aorte thoracique, ou de deux canules moyennes fixées dans les iliaques primitives. L'infiltration, cependant, étant d'autant plus complète qu'elle est moins étendue, on pourra, par l'aorte, ouverte sur sa face rachidienne, se servir ou du tronc cœliaque, ou de la mésentérique supérieure, ou de la mésentérique inférieure. Plus facilement encore, on peut hydrotomiser une anse intestinale, en l'isolant seule, avec la précaution d'y laisser la plus grande portion possible de mésentère, et en comprenant dans ce dernier le tronc artériel, le plus considérable de ceux qui y arrivent. Tout l'intestin grêle, moins le duodénum, peut être ainsi séparé, et l'on trouve au sommet de son mésentère, l'artère mésentérique supérieure. Le côlon gauche et l'S iliaque peuvent être hydrotomisés à part, à l'aide de la petite mésentérique.

§ 33. — L'infiltration de l'estomac et des intestins s'accompagne, comme pour tous les organes creux, d'un épanchement considérable d'eau dans leur cavité. Ce phénomène inévitable a l'avantage de laver la surface libre des organes et d'en faciliter l'examen; mais il devient bientôt tel, que non seulement il gêne l'infiltration des tuniques, mais qu'il les éraille et se fait jour à travers leur déchirure. Il convient donc de suivre cet épanchement, et, lorsqu'il est arrivé à un certain point, de pratiquer, de distance en distance, des ponctions qui livrent passage à l'eau et aux matières intestinales. Dans cette préparation, plus que dans aucune autre, on reconnaît combien est utile un tube disponible pour promener un jet d'eau sur les organes ou en laver l'intérieur. Sous cette double action, la pièce la plus altérée, la plus impure, devient d'une extrême propreté. Huit, dix, douze minutes au plus sont suffisantes pour l'infiltration complète de l'estomac et des intestins.

§ 34. — Procédant alors à leur examen, voici ce que nous remarquons : Extérieurement, à travers la lame du péritoine, les faisceaux musculaires, séparés les uns des autres, sont très distincts, surtout dans les premières portions du jéjunum : là, le plan de faisceaux circulaires, le plus profond, le principal, l'emporte de beaucoup sur le plan longitudinal et superficiel, qui n'est qu'une bande, suivant le bord libre de l'intestin grêle, qu'elle soutient sans le froncer. Dans les dernières portions de l'iléon, cette bande s'élargit, se jette sur les faces de l'intestin et l'enveloppe presque complétement près du cœcum. Cette bande est-elle bien musculeuse ou ligamenteuse? Nous devons avouer notre indécision ; et si elle est ligamenteuse, est-ce du tissu fibreux blanc ou du tissu fibreux jaune? Mêmes doutes à cet égard. Cela fait, il convient d'inciser ces organes dans divers points, de comprendre toute l'épaisseur des tuniques dans ces sections faites largement, et toujours placées à l'opposite des vaisseaux. En commençant par l'estomac, on aura l'avantage de voir, dans toute son exagération et aussi toute sa simplicité, ce qui se présentera de même, dans les intestins, grêles et gros. Les tuniques gastriques, infiltrées, acquièrent une épaisseur de 10 à 12 millimètres, et la coupe que l'on a sous les yeux ne montre qu'une sorte de gelée qui sépare deux lames d'épaisseur très appréciable : l'une, externe, est formée par les tuniques péritonéale et musculaire, unies d'une manière très intime, dans la plus grande partie de leur étendue; l'autre, interne, est la membrane muqueuse. L'infiltration est venue se faire dans la couche celluleuse, tunique nerveuse de quelques anatomistes. Dans cette infiltration, on ne tarde pas, avec un peu d'attention, à distinguer non seulement les filaments qui constituent en propre cette couche organique, mais les vaisseaux qui la traversent pour atteindre la tunique muqueuse. Ce résultat si simple, si grossier, en quelque sorte, est d'une grande importance : non seulement il nous fixe sur l'existence et la véritable nature de cette tunique, deux points souvent controversés, mais en isolant tout à fait les autres tuniques, il rend plus facile l'appréciation de chacune d'elles. Cette tunique celluleuse se retrouve dans tous les points du tube digestif où existent la dilatabilité et la rétractilité par contraction ; elle existe déjà sur plusieurs points de la bouche, mais apparaît à la base de la langue, dans le pharynx et l'œsophage, pour ne plus cesser qu'avec le dernier intestin. Son action dans le glissement des tuniques, qu'elle sépare, avait été bien indiquée ; on n'avait pu indiquer aussi bien, parce qu'on ne l'avait pas vu, et la disposition des vaisseaux qui la traversent et celle de certains organes qui y sont logés, sans en excepter la graisse, que l'on y trouve dans beaucoup de cas. Cette couche se glisse entre tous les replis de la membrane muqueuse qu'elle permet de mieux comprendre. Nous retrouverons cette couche celluleuse dans la vessie, mais surtout dans la matrice de la vache, et toujours avec les mêmes avantages pour l'appréciation de la texture de ces organes. Là, dans l'estomac de l'homme, nous n'y trouvons que des vaisseaux, et son épaisseur se montre à peu près égale dans toutes les parties de ce viscère. Dans l'intestin grêle, elle ne forme pas seulement une couche entre la musculeuse et la muqueuse; elle s'engage entre les deux lames des valvules conniventes, dont l'infiltration donne le curieux aspect que nous avons déjà fait représenter. Dans le gros intestin, nous retrouvons la couche égale de l'estomac, sans replis valvulaires. Outre les vaisseaux, cette couche celluleuse contient parfois des glandes placées au-dessous de la membrane muqueuse et dont les canaux excréteurs viennent s'ouvrir à sa surface. Au-dessus du diaphragme, ces glandes existent à la base de la langue, dans l'épaisseur des parois du pharynx, dans celles de l'œsophage ; déjà nous les avons indiquées. Au-dessous du diaphragme, nous n'en observons qu'au delà du pylore, et seulement dans l'étendue du duodénum ; c'est le *pancreas secundarium*, découvert par Brunner, en 1715. Au delà du duodénum, aucune glande ne se montre plus dans cette couche ; mais sur les sujets gras, nous y trouvons toujours de la graisse, qu'on y croyait impossible. Les pièces sous les yeux, on reconnaîtra combien il est facile de se faire une idée exacte de ce que nous venons d'exposer.

L'examen de la tunique musculeuse ne nous arrêtera pas; nous ajouterions peu de choses à ce qu'on sait.

§ 35. — Il n'en est pas de même de la tunique muqueuse. Cette dernière, qu'on a encore nommée villeuse, malgré que les villosités n'existassent que dans une partie de son étendue, est l'un des organes les plus importants de la digestion. Douée d'une sensibilité organique incontestable, elle contrôle les aliments dans leur marche; pourvue de glandes sans nombre, elle en achève la dissolution; munie de bouches absorbantes, non moins nombreuses, elle en extrait les parties alibiles. Sa texture a été l'un des points les plus controversés : Malpighi avait entrevu la vérité, et ses indications devaient y conduire; mais vinrent les belles injections de Ruysch, les petits organes furent enfouis sous les vaisseaux, et ceux-ci suffirent pendant longtemps à toutes les explications, comme à tous les actes. De louables efforts voulurent en appeler à de nouvelles observations, ce fut sans succès. Les glandes de Pechlin, bien décrites chez l'homme par Peyer, furent à peu près tout ce que concéda le dernier siècle, et Haller lui-même contribua à prolonger le monopole des vaisseaux. Notre siècle est parvenu peu à peu, par quelques uns de ses travailleurs, à retrouver la trace de la vérité, et peut-être pouvons-nous dire que nos propres travaux sur ce sujet n'ont pas été stériles.

La structure de la muqueuse gastro-intestinale est l'une des plus simples, des plus satisfaisantes, et, en même temps, l'une de celles qui se prêtent le mieux à la démonstration. Elle se compose d'un derme *identique* à celui de la peau, lame fibreuse, dont l'épaisseur est loin d'être la même chez tous les animaux. Chez l'homme elle est mince, et son peu d'épaisseur l'a fait mettre en doute par beaucoup d'auteurs et passer sous silence par quelques autres. Peu d'observateurs l'ont vue, peu la comprennent, et parmi ceux qui l'admettent, la plupart la confondent avec la tunique celluleuse. Les anatomistes vétérinaires qui, en toutes choses, s'inspirent beaucoup trop des livres écrits d'après l'homme, n'ont pas, sur ce point, d'idées mieux arrêtées. C'est cependant sur leurs sujets que l'organisme est écrit en caractères qui ne laissent au doute aucune place. C'est, en effet, le chien qui nous a prouvé que nous ne nous trompions pas dans ce que nous voyions chez l'homme. Dans le chien, le derme de la muqueuse a une épaisseur et une densité vraiment considérables; dans la tranche d'un intestin, non infiltré, il se montre sous la forme d'une ligne d'un blanc laiteux. Cette épaisseur et cette densité le rendent peu souple, peu extensible; aussi, son jeu sur la musculeuse n'est pas étendu, et la couche celluleuse qui les sépare est peu considérable. Dans ces conditions, l'infiltration de cette couche est loin d'être chez le chien ce qu'elle est chez l'homme, du moins pour les intestins. Le derme est le tégument intestinal, comme l'autre derme est le tégument périphérique externe; c'est autour de lui que nous allons voir se grouper les glandes et les villosités; c'est à travers son propre tissu que passent les vaisseaux de toute nature. Au-dessous de ce derme, nous avons déjà mentionné les glandes de Brunner; c'est au-dessus de lui, en dehors de lui, adossés à sa face externe que nous allons rencontrer toutes les autres glandes et les villosités.

§ 36. — Les glandes et les villosités, les unes et les autres revêtues d'épithélium, liées entre elles, forment une couche constante, d'épaisseur variable suivant les espèces, qui est toute la muqueuse pour la plupart des anatomistes. Cette couche, adhérente au derme qui la soutient, qui donne passage à ses vaisseaux, cède souvent à l'effort d'un frottement convenablement exercé avec le scalpel; elle cède surtout à ces manœuvres après certaines affections, et dans les autopsies, on en montre souvent des lambeaux plus ou moins considérables, comme un effet du ramollissement de la muqueuse. L'hydrotomie, sur les sujets les plus sains, affaiblit les liens qui fixent cette couche au derme, et, après son action, le frottement méthodique du scalpel pourrait entièrement dépouiller ce dernier de la première, surtout dans l'estomac et les gros intestins. Cette couche est surtout formée de glandes, glandes d'une seule sorte dans l'estomac, de deux espèces dans les intestins grêles et les gros intestins. Dans presque tous les estomacs ces glandes sont formées par de longs tubes, très étroits et très pressés les uns contre les autres. Dans les gros intestins de l'homme, ces glandes, disposées de la même manière, mais moins serrées, sont plus courtes et plus larges. Celles de l'intestin grêle, peu différentes de ces dernières, laissent encore entre elles un peu plus d'espace. Ce sont là les glandes en tubes, si bien vues et si bien décrites par Galeati, en 1737. Son beau travail n'a eu qu'un citateur, Haller, et le grand physiologiste n'en parle que pour lui refuser toute créance. Lieberkuhn retrouve en partie les glandes en tubes de l'intestin grêle, et, plus heureux que l'anatomiste de Bologne, son nom y reste attaché. Les glandes sont les mêmes dans les carnivores, mais, plus développées, plus grosses, plus longues, elles forment une couche plus dense, plus épaisse. Dans les herbivores, les choses sont comme dans l'homme.

§ 37. — L'intestin grêle et le gros intestin contiennent d'autres glandes, perdues au milieu des précédentes, moins nombreuses, et de nature différente en deçà et au delà de la valvule iléo-cæcale. Les premières, découvertes d'abord par Pechlin sur le chien, ont été ensuite observées sur l'homme, et bien décrites par Peyer, qui les nomma *glandes agminées*. Cette double découverte fut loin de fixer le sort de ces organes; J. de Murait, ami de Peyer, nia leur existence, en 1677; d'autres l'ont imité depuis; en 1844, C. Broussais, dans un mémoire lu à l'Académie de médecine, renouvela ces attaques, persuadé que les plaques, toujours décrites, n'étaient que des cicatrices d'anciens ulcères; d'autres observateurs ont refusé à ces organes la nature glandulaire. C'est encore ici que le secours des animaux dissipe tous les doutes, et il convaincra tous ceux qui auront recours à lui, comme il a convaincu

C. Broussais lorsque nous lui mîmes sous les yeux les organes du chien, lorsque nous lui fîmes introduire et promener un stylet dans ceux du cheval. Ces glandes agminées se composent d'un nombre variable de petits follicules, placés les uns à côté des autres, logés, par leur fond, dans des cupules que présente le derme, excavé à cet effet. Chez l'homme, il faut les étudier sur des sujets jeunes, robustes et sains. Dans des conditions opposées, ils sont moins apparents. Leur orifice est au centre de leur partie la plus superficielle. Dans le chien, on aperçoit les glandes extérieurement à travers toutes les tuniques de l'intestin, tant sont profondes les cupules ménagées dans l'épaisseur de la tunique fibreuse. Lorsque l'intestin est ouvert, chaque plaque se révèle par un enfoncement qui la dessine tout entière; si, retournant l'intestin sur sa séreuse, on comprime la muqueuse au niveau de ces enfoncements, on voit apparaître tous ces organes qui peuvent être facilement comptés. Lorsque le scalpel détache de la tunique fibreuse toute la couche glanduleuse, il éprouve une résistance plus grande en arrivant à chaque plaque; avec des ménagements il surmonte cette résistance et découvre ainsi leurs cupules. Ces organes eux-mêmes peuvent être séparés de la masse des glandes en tubes : ils sont globuleux, résistants, et leur orifice est toujours au centre de leur partie libre. Dans le cheval, les glandes ont, pour l'observateur, le mérite de mettre fin aux contestations qui se sont élevées sur la cavité et l'orifice de ces glandes : celui-ci est assez large pour recevoir la pointe d'un stylet; et la première est assez grande pour que le stylet puisse s'y agiter circulairement. Les glandes qui, dans le gros intestin, s'ajoutent aux glandes digestives, et que l'on a appelées *solitaires*, sont, en effet, toujours isolées, assez distantes les unes des autres. Leur cavité et leur orifice ne sauraient être contestés, même chez l'homme; et elles ont cela de commun avec les glandes de Peyer, qu'elles ne se bornent pas à s'adosser à la tunique fibreuse; elles s'y enfoncent encore à la faveur de cupules très marquées, pouvant être aperçues par transparence sur l'intestin entier d'un chien, et mieux encore lorsque la tunique fibreuse est dépouillée de sa couche de glandes. Nous ne saurions trop répéter que les trois sortes de glandes recouvrent toute la surface externe de la tunique fibreuse du tube digestif, depuis le commencement de l'estomac jusqu'à l'anus; que le nombre des premières est prodigieux, et qu'il permet de concevoir quelle énorme quantité de liquide est versée par ces surfaces et mêlée aux aliments qu'ils dissolvent. Un anatomiste du XVIIe siècle avait déjà dit que l'estomac n'est qu'une glande : c'était là l'intuition d'un esprit observateur. Aujourd'hui l'on pourrait dire l'estomac et les intestins ne sont qu'une glande, si l'absorption ne s'y montrait égale à la sécrétion et si son appareil ne réclamait une mention égale à la place qu'il occupe sur ces organes.

§ 38. — Les villosités intestinales indiquées depuis longtemps, étudiées par un grand nombre d'auteurs, n'avaient, jusque dans ces derniers temps, fourni aucune donnée capable de dissiper le mystère qui les enveloppait. Nous l'avons dit ailleurs, tous les observateurs s'étaient bornés à étudier les organes sur le cadavre de l'homme, avec ou sans injections préalables; aucun ne s'était adressé aux cadavres des carnivores, moins encore à ces animaux vivants ou venant de mourir. C'est en variant de cent manières nos recherches sur les glandes de l'intestin, que, du chien mort, nous passâmes au chien qui venait d'être sacrifié. Dans cette circonstance, ayant enlevé avec des ciseaux, dans l'intestin grêle, une très petite portion de la couche glandulaire, le microscope nous montra les villosités sous un aspect si nouveau, qu'elles devinrent dès lors l'objet d'investigations spéciales. Nous reconnûmes bientôt que nous venions de surprendre un phénomène que personne n'avait encore vu : *la contraction de la villosité ;* la contraction cadavérique, il est vrai, mais si évidente, si régulière, si bien la même dans toutes les villosités qu'il semblait impossible que ce fût une anomalie particulière à l'animal dont nous nous étions servi. Nous n'oserions dire le nombre de chiens que nous avons sacrifiés pour asseoir notre conviction, ou pour satisfaire les désirs qui nous ont été exprimés. Du chien nous avons été au chat; avec le secours de MM. Goubault et Collin (d'Alfort), nous avons pu étendre nos recherches au cheval et au mouton; tout récemment nous y avons soumis un coq, et. chaque fois, le phénomène s'est produit. A l'instant où les villosités sont placées sous le microscope, quelques unes sont encore allongées et lisses; peu à peu on les voit se ramasser, devenir plus opaques et se plisser de rides profondes, régulières et très bien indiquées à leur pourtour par les dentelures de leur épithélium. Lorsque l'animal n'est pas mort par effusion de sang, on voit la villosité enveloppée dans un réseau de vaisseaux sanguins; dans le cas contraire, les vaisseaux sont moins apparents, quelquefois même ils ne peuvent être vus. Sous l'épithélium, on aperçoit des stries déliées, longitudinales, occupant toute la longueur de la villosité. Est-ce une partie des chylifères qui forment l'organe? est-ce un tissu particulier entourant ces vaisseaux, les soutenant? C'est là ce que nous ne saurions dire. Il en est de même des orifices de ces vaisseaux que nous n'apercevons pas. Lorsqu'à dessein on prolonge l'examen de ces organes, ou qu'on le reprend après quinze, trente minutes, après une et plusieurs heures, on ne voit pas seulement se dissiper cette contraction de la villosité, mais encore on suit pas à pas, en quelque sorte, les progrès rapides de l'altération qui amène ces organes à l'état où les ont pris presque tous les anatomistes, et qui explique aussi bien l'insuccès de leurs recherches que la confiance toujours acquise à ce que chacun d'eux exposait. La théorie de la contraction des villosités n'est pas une opinion nouvelle; il y a longtemps que l'on a dit, et Riolan n'a fait que répéter, que les villosités pompaient le chyle dans le liquide intestinal comme les sangsues pompent le sang. Mais ce n'était là qu'une hypothèse ingénieuse. Depuis, les villosités avaient été décrites et représentées de vingt manières différentes, et, dans aucun cas, on n'a soupçonné le phénomène que nous venons de faire connaître et qui nous semble appelé à jeter un jour tout nouveau sur la physiologie de tout le système absorbant. Les villosités ne se trouvent que dans l'intestin grêle, ou du moins chez l'homme et les principaux animaux. Leurs rapports avec les glandes sont toujours les mêmes ; cependant, chez l'homme et chez presque tous les herbivores, les glandes forment bien une couche plus profonde que les villosités, mais celles-ci ne sont pas toujours séparées de la fibreuse par des glandes interposées. Chez les carnivores il en est tout autrement : les glandes digestives, hautes et serrées, constituent un véritable massif sur lequel sont appuyées les villosités. Nos figures s'efforceront de donner une idée exacte de ces dispositions.

§ 39. — En résumé, la membrane muqueuse gastro-intestinale est pour nous cette membrane très composée qui a pour base un feuillet fibreux plus ou moins épais, suivant les animaux, et, dans chacun de ceux-ci, suivant les organes ; mais constant là comme le derme est constant à la peau. A la surface de cette lame fibreuse est étendu en couche un appareil glandulaire ; dans l'intestin grêle, des villosités sont placées en avant de ces glandes, et toutes les parties sont recouvertes d'un épithélium.

Au point de vue physiologique, il n'y a donc, de l'estomac à la fin de l'intestin, que sécrétion et absorption. Cependant nous sommes loin de penser que l'action digestive soit identique dans toute l'étendue de cette partie du tube abdominal ; nous croyons, au contraire, qu'il y a une différence considérable entre le liquide sécrété par les glandes de l'estomac et celui que produisent les glandes des intestins. Il est plus difficile d'émettre une opinion sur l'identité qui existe ou qui n'existe pas entre les liquides versés dans l'intestin grêle et le gros intestin par les glandes en tubes, les glandes de Galeati. Quant aux glandes de Brunner, à celles agminées de Peyer et aux glandes solitaires placées au delà de la valvule iléo-cæcale, elles doivent être les sources de trois liquides particuliers, sans que nous puissions dire ce qu'est chacun d'eux. En constatant, après tant d'autres, qu'il n'y a de villosités que dans l'intestin grêle, nous ne voulons pas admettre non plus que l'absorption n'existe pas ailleurs. La villosité n'est qu'un artifice qui agrandit la surface absorbante, et les absorbants arrivent à la surface de l'estomac et du gros intestin, comme ils arrivent à la surface de la villosité; et si la somme de surface donnée par toutes les villosités pouvait être connue, en la comparant et à la surface de l'estomac et à celle des gros intestins, on aurait une idée assez exacte de la puissance absorbante relative de ces trois parties de l'appareil digestif. Nous savons que de remarquables et récentes expériences, dues à M. Bouley (d'Alfort), viennent de jeter un véritable trouble dans les idées admises jusqu'ici sur l'absorption dans l'estomac : il la dénie à l'estomac du cheval, et l'accorde à celui du chien. Nous avons lu avec tout l'intérêt qu'elles méritent les expériences du savant professeur vétérinaire; nous avons compris les éloges qui leur ont été accordés, mais nous croyons que cet habile expérimentateur ne saurait s'arrêter encore. Il comprendra que ses conclusions étonnent ceux qui croient qu'il y a identité absolue entre l'estomac du cheval et celui du chien, et qui voient les absorbants nombreux qui partent de l'estomac du cheval, comme de celui du chien, comme de celui de l'homme. Si la part de glandes faite au gros intestin explique l'état liquide des matières contenues dans cet organe, l'épaississement de ces matières, à mesure qu'elles en gagnent les parties les plus reculées, ne permet pas de mettre en doute son pouvoir absorbant; et ces études établissent anatomiquement et physiologiquement que le plus souvent on n'a pas accordé à cet intestin toute l'importance qu'il mérite.

§ 40. — Plus d'une fois on a établi un parallèle entre la peau et les membranes muqueuses, et plus particulièrement entre la peau et la membrane muqueuse digestive. L'hydrotomie nous semble pouvoir fournir une lumière nouvelle à cette appréciation comparative; et, guidés par elle, nous dirons qu'on n'a pas été assez loin dans l'analogie qu'on a trouvée entre les deux espèces de membranes; comme aussi on n'a pas suffisamment précisé en quoi la dernière, dans la plus grande partie de son étendue, diffère essentiellement de la peau. L'analogie est extrême, ou plutôt entière entre elles, puisque dans l'une et dans l'autre, en quelque point que nous les prenions, nous trouvons : 1° un derme, lame fibreuse toujours distincte qui en forme la base, qui la constitue, lame variable par son épaisseur, mais toujours appropriée, sous ce rapport, à la protection qu'elle doit donner aux mouvements dans lesquels elle est comprise; 2° un épiderme tantôt pavimenteux, tantôt à cylindres; 3° des glandes versant à la surface de chacune d'elles des liquides déterminés; 4° les trois ordres de vaisseaux connus; 5° des nerfs. Dans les deux téguments, les vaisseaux et les nerfs traversent le derme, et forment, entre lui et l'épiderme, un tissu vasculo-nerveux très important : le corps papillaire, qui donne au tégument sa sensibilité et sa faculté absorbante. On voit donc que les téguments ne sont pas des feuillets organiques isolant d'une manière absolue le corps vivant du monde extérieur. Insensibles par eux-mêmes, par eux-mêmes incapables de produire ou d'attirer, ils livrent passage aux agents de ces trois grandes actions, si intimement liées à la vie que sans elles cette dernière est impossible. Telles sont les conditions d'où résulte entre les deux téguments l'analogie la plus complète. Mais alors comment expliquer des aspects aussi divers que ceux que peut signaler l'examen le moins approfondi? Qui n'est autorisé à croire qu'il y a une différence notable entre le tégument qui recouvre le dos de la main et celui qui tapisse telle ou telle portion de l'intestin? Nous venons de dire que tout tégument sent, sécrète et absorbe, ou du moins qu'il en contient les agents; si nous ajoutons que la sécrétion, l'absorption et la sensibilité ont une intensité qui varie, pour chacun d'eux, dans plusieurs points des surfaces tégumentaires, on pressentira sans peine qu'il peut y là avoir les causes de quelques modifications dans les formes les plus appréciables de ces membranes

§ 41. — L'une des deux grandes découvertes qui assurent une longue mémoire à Malpighi est d'avoir démontré que les papilles de la peau sont identiques aux papilles pyramidales de la langue, et que les unes et les autres ne sont que le résultat d'un artifice de la nature, qui ne projette la peau que pour agrandir la surface de perception et augmenter ainsi cette dernière. Les saillies papillaires sont elles-mêmes plus ou moins prononcées, et c'est là une des causes des aspects différents qui existent. Dans d'autres points, c'est l'action absorbante qui est très considérable; dans ce cas encore, ce n'est pas en élevant la puissance de l'organe que la nature obtient ce résultat : c'est en le multipliant, et comme elle ne peut le faire qu'en agrandissant les surfaces, c'est encore à la projection qu'elle a recours, et alors nous avons de nouveau des papilles, mais des papilles faites au profit de l'absorption : ce sont les villosités, qui donnent au tégument de l'intestin grêle son aspect tomenteux bien connu. Enfin, l'état diversement humide des deux téguments ne s'explique pas autrement que par une grande inégalité dans la sécrétion à la surface de ces deux membranes, et même sur différents points de chacune d'elles. La dissolution joue un rôle considérable dans la digestion, et chaque point du tégument interne est en quelque sorte un pore sécréteur qui ne laisse plus rien d'extraordinaire à la présence du liquide gastro-intestinal, quelle qu'en soit la quantité.

§ 42. — Les deux téguments sont donc identiques; mais il est une particularité propre à une grande partie de celui des voies digestives, qui nous semble n'avoir jamais été indiquée avant nous. Nous voulons parler de la position des glandes et de leurs rapports avec le derme et l'épiderme. Au tégument externe, les glandes, assez nombreuses, sont toutes placées au-dessous du derme; les unes plus rares, en occupent en quelque sorte l'épaisseur : ce sont les follicules cutanés communs à la face et au pourtour des ouvertures naturelles; les autres, les glandes de la sueur, sont placées plus profondément dans les aréoles les plus superficielles du tissu cellulaire sous-cutané.

Au tégument interne, et surtout au tégument de l'appareil digestif, les glandes qui y sont afférentes sont en nombre prodigieux sans y comprendre les grosses glandes distinctes : les salivaires, le pancréas, le foie. Jusqu'à l'estomac, les glandes sont toutes placées au-dessous du derme, comme à la peau; c'est ce qu'on voit aux lèvres, aux joues, à la langue, au pharynx, à l'œsophage, et l'on trouve à cette disposition les mêmes avantages qu'à la peau : le tissu délicat des glandes est protégé par le derme et l'épiderme contre l'action nuisible des corps étrangers de toute nature. A partir de l'estomac, il y a encore quelques glandes placées au-dessous du derme : ce sont celles de Brunner, au duodénum; mais le plus grand nombre est au-dessus : ce sont toutes les glandes en tubes (glandes de Galeati, de Lieberkuhn pour quelques uns), les glandes agminées de l'intestin grêle, et les glandes solitaires du gros intestin; disposition rationnelle comme la première, puisque si des corps étrangers sont encore en contact avec le tégument, par leur division, leur ramollissement, et la grande quantité de liquide dans laquelle ils roulent, ils ne sont plus irritants qu'au degré voulu pour la stimulation normale des surfaces sur lesquelles ils glissent. Autour des téguments il y a donc des glandes *hypodermiques* et *épidermiques*. La peau ne nous offre que des glandes de la première espèce; le tégument digestif nous montre les unes et les autres. Cette circonstance, d'ailleurs, n'est pas de nature à justifier une distinction entre les deux téguments; il y a plus, si elle devait conduire à quelque chose, ce serait à l'abandon de la distinction classique faite entre la peau et la muqueuse, puisque, après les détails dans lesquels nous venons d'entrer et dont il est facile de constater l'exactitude, on ne saurait méconnaître qu'il y a très loin de la disposition des éléments organiques de la muqueuse de l'estomac et de l'intestin à ce qui existe à la muqueuse de l'œsophage, tandis que celle-ci ne diffère en rien de la peau. Le fait des glandes épidermiques n'est pas moins remarquable au double point de vue de la nouveauté et de la précision anatomique. C'est là couche de ces glandes altérées dans diverses affections que le scalpel de l'autopsie détache facilement du derme, et que l'on montre comme la muqueuse ramollie.

§ 43. — Peut-être, dans beaucoup de cas, cette couche de glande, forme-t-elle, pour la plus grande partie, les portions de tube intestinal rendues avec les selles dans certaines dyssenteries. En 1843, un cas des plus curieux de cette nature a été observé en Afrique par un médecin de l'armée ; le manchon rendu par le malade était complet circulairement, et d'une longueur de 14 à 15 centimètres. Cette pièce, conservée dans l'alcool, fut apportée à Paris et placée dans le musée du Val-de-Grâce. L'examen qui en fut fait nous appela, comme plusieurs de nos confrères, à nous prononcer sur la nature de cette membrane. Nous dîmes que ce pouvait bien être la couche glandulaire du gros intestin épaissie par la phlogose ; que cette conjecture, d'ailleurs, recevrait sa confirmation ou son infirmation de l'examen microscopique. Nous crayonnâmes sur le tableau ce que devrait nous montrer le microscope si notre supposition était fondée, et, à notre grande satisfaction, chacun vit ce que nous espérions, c'est-à-dire les glandes et leur orifice. M. l'inspecteur Bégin assistait à cette conférence. Nous sommes loin d'inférer de là qu'il en soit toujours ainsi ; mais il reste acquis que les choses peuvent se passer de cette manière.

§ 44. — Les ulcérations intestinales sont si communes, que le hasard seul nous aurait conduit à leur examen hydrotomique ; toutefois ce n'est pas accidentellement que nous nous sommes occupé de ce point. A cet égard, nous avons surtout observé des intestins de typhoïques, et plusieurs fois nous l'avons fait avec M. le professeur Laveran. L'infiltration et le lavage ayant toujours gagné les ulcères, ceux-ci se sont montrés dans toutes leurs dispositions, avec toute l'évidence désirable. Tantôt l'ulcère s'arrêtait au derme de la membrane, tantôt il l'avait détruit ; d'autres fois on pouvait mesurer à quelle profondeur il était arrivé dans la couche celluleuse sous-muqueuse ; d'autres fois encore il arrivait jusqu'à la musculeuse. Le trajet direct, perpendiculaire en quelque sorte de la muqueuse à la musculaire, n'était pas le cas le plus ordinaire ; plus fréquemment on voyait les dégâts s'étendre sous la muqueuse bien au delà du diamètre de la plaie faite à cette dernière, dont des lambeaux anguleux flottaient sur le vide placé au-dessous d'eux.

§ 45. — Nous ne quitterons pas ce sujet sans signaler quelques particularités s'y rattachant naturellement, et qui sont propres à certains animaux. Dans le cheval, personne n'ignore la différence très grande qui existe entre la membrane muqueuse de l'estomac de la partie gauche et celle de la partie droite de ce viscère : celle-ci molle, rougeâtre, onctueuse; celle-là blanche, ferme, à épiderme pavimenteux. La transition qui, dans l'homme, a lieu de l'œsophage à l'estomac, et y paraît naturelle, a lieu ici au milieu même de l'organe. A droite, la tunique fibreuse est recouverte d'une couche épaisse de glandes; à gauche, aucune glande ne la sépare d'un épiderme épais. De ce côté, l'organe ne peut exercer sur les aliments qu'une action mécanique, il les presse, les malaxe en quelque sorte ; à droite, au même effort se joint l'intervention efficace d'un suc abondant. Ces deux états du tégument d'une même poche ont leur conséquence sur l'épaisseur de la couche celluleuse sous-muqueuse, que l'infiltration démontre sensiblement moins épaisse à gauche qu'à droite. De ce côté, l'épaisseur de l'infiltration peut atteindre de 15 à 20 millimètres, et parfois on peut y suivre à l'œil nu des absorbants très forts. La tunique fibreuse de la portion droite offre elle-même une disposition qui mérite d'être signalée : elle est percée d'un grand nombre de conduits, affectés au passage des vaisseaux. Leur régularité est extrême quant à leur diamètre et à l'étendue des espaces qui les séparent. On les découvre lorsque l'on coupe, en dédolant, une lame de la couche glandulaire avec un bon instrument. Nous avons reproduit cette disposition dans nos figures; elle ne doit pas être particulière au cheval, mais seulement elle s'y voit mieux, et elle est un artifice de perforation de ces membranes, très denses, parce qu'elles avaient besoin de beaucoup de force.

§ 46. — Dans le lapin, le côlon offre sa surface muqueuse couverte de petites granulations toutes semblables et régulièrement espacées. Examinées au microscope, chacune d'elles est une agglomération de glandes en tubes; mais nous n'y avons rien vu de plus. Faut-il ajouter que les valvules conniventes du cœcum de cet animal, décrites par Blasius et par tous les anatomistes après lui. comme une spirale, sont une erreur? C'est vraiment très peu de chose; mais l'exactitude étant le premier besoin de l'anatomie, nous dirons que, sur ce point, l'illusion est complète lorsque surtout on s'arrête à regarder le cœcum extérieurement, mais ce n'est qu'une illusion. Ces valvules, au nombre de vingt-quatre, sont autant de cercles indépendants les uns des autres, convergents sur le petit bord de l'organe, et divergents sur le bord opposé.

Après nous être efforcé de mettre nettement en lumière ce en quoi les deux téguments se rapprochent et s'éloignent dans leur structure, nous croyons inutile d'insister sur l'identité absolue qu'il y a entre la membrane muqueuse gastro-intestinale des principaux animaux, peut-être de tous.

L'étendue relative de la surface offerte par cette membrane est un fait scientifique banal; ce qui l'est moins, c'est qu'il y a un rapport inverse et constant entre l'étendue de cette surface et le développement de chacun des organes digestifs élémentaires. C'est ainsi que si l'herbivore a la plus grande surface gastro-intestinale, il a les plus petites glandes et les plus petites villosités; tandis que le contraire s'observe chez le carnivore, qui devient par là si précieux pour les études de détail. L'homme se place entre les deux par son organisation comme par son alimentation. Dans les recherches que l'on fera sur le corps humain, on n'oubliera pas les conditions particulières faites à tout l'organisme, et surtout à de très petits organes, par l'état de maladie ou de santé, et l'on recherchera des sujets dans la force de l'âge et exempts de toute maladie des voies digestives pour étudier ces organes. Les occasions en sont encore fréquentes dans les hôpitaux, et les cas de suicide surtout ont, sous ce rapport, un intérêt particulier.

§ 47. — Il est impossible de passer des années dans l'examen du tube digestif sans que l'attention s'arrête sur le mode d'insertion des voies biliaires et pancréatiques dans le duodénum. Pour le canal de Wirsung, en particulier, il est peu de points plus controversés. En général, les indications fournies sont très vagues : « tantôt il y a un canal, tantôt il y en a deux. » C'était là ce qu'on trouvait écrit partout, lorsqu'une thèse soutenue à Strasbourg, en 1830, et souvent citée depuis, a pu faire penser que la nature, sur ce point s'était réservé tout le laisser-aller d'un arbitraire exceptionnel. Nos recherches nous conduisent à un résultat très différent; et, après avoir interrogé bien des cadavres, il ne nous a pas été donné d'observer autre chose que deux conduits pancréatiques: l'un, principal, s'adossant au canal cholédoque de la manière que chacun sait, l'autre, beaucoup plus petit, arrivant seul au centre d'une papille placée 2 ou 3 centimètres au-dessus du pore biliaire. Cette papille est assez saillante pour qu'on la reconnaisse toujours, avec un peu d'habitude. Dans le doute, il suffit de découvrir le canal de Wirsung dans l'intérieur de la glande, et d'y pousser de l'eau. Cette eau jaillit tout aussitôt par le pore biliaire; on en arrête la sortie avec le doigt, et à l'instant on la voit s'élancer de la papille par un jet très fin. Nous répétons qu'il ne nous est pas encore arrivé de rencontrer une anomalie à cette disposition ; elles ne peuvent donc être que fort rares. Dans le cheval, la disposition est celle que nous venons d'indiquer ; *toujours* nous avons trouvé un petit canal s'ouvrant au-dessus du pore biliaire. Ici l'orifice du canal principal est assez considérable pour que l'on puisse y introduire une canule hydrotomique assez forte, et l'eau jaillit immédiatement par le petit canal. Dans le chien, cette disposition nous a semblé sujette à plus de variations; Peclin a déjà dit que sur cet animal il avait observé trois ou quatre conduits s'ouvrant dans le duodénum. De notre côté, nous avons toujours rencontré deux conduits pancréatiques; mais tantôt le plus petit s'ouvrant au-dessous de l'autre, uni au canal cholédoque; tantôt le principal s'ouvrant seul entre le pylore et le pore biliaire, et le plus petit se rapprochant bien du canal de la bile, mais sans se confondre avec lui dans un même orifice. Nous donnons cette figure, où l'on verra de plus que dans la marche oblique de ces canaux, dans l'épaisseur des tuniques intestinales, ils se dirigent d'arrière en avant, et non pas d'avant en arrière. Dans le coq, le pore biliaire voit se réunir quatre canaux : deux pour la bile ; l'un hépato-intestinal, l'autre cystique ; deux pour le pancréas. Cette dernière glande a un troisième canal, plus petit que les deux précédents, et qui s'ouvre très près du pore biliaire et au-dessus de lui. Nous avons donné la figure de cette disposition. Ces canaux d'ailleurs se dilatent tous avant leur terminaison ; c'est là la conséquence d'une loi qui régit tous les canaux excréteurs. Cette dilatation terminale a été bien indiquée pour le canal cholédoque de l'homme; elle est considérable dans le cheval, et d'une régularité extrême dans certains poissons, dans le turbot en particulier.

§ 48. — Quelques anatomistes ont parfois constaté que la vésicule biliaire recevait des conduits directs de la bile par sa partie adhérente au foie. Cette disposition, indiquée comme l'exception, nous a paru la règle; du moins avons-nous constaté l'existence de ces conduits, toutes les fois que nous les avons cherchés. Sur le bœuf, ils sont considérables. L'hydrotomie rend cette recherche très facile; il suffit, en effet, de placer une canule dans le canal cholédoque, de lier le canal cystique et d'ouvrir la vésicule dans toute sa longueur. Des jets d'eau qui jaillissent avec force d'un ou plusieurs points de cette vésicule démontrent sans conteste la présence de ces conduits. Ceux du bœuf peuvent recevoir un stylet assez fort.

§ 49. — Il y a longtemps que l'on sait que les trois sortes de canaux que l'on trouve à la face inférieure du foie restent toujours unis dans l'intérieur de l'organe et cheminent de conserve, enveloppés par ce tissu cellulaire que l'on nomme la capsule de Glisson ; tandis que les veines sus-hépatiques sont toujours isolées et très adhérentes au parenchyme de l'organe. On a moins examiné les rapports des canaux sous-hépatiques avec la capsule de Glisson. Le tronc de la veine-porte est au centre ; l'artère, sur l'un des côtés de cette veine, est aussi enveloppée en tout sens par le tissu cellulaire ; tandis que les conduits biliaires (il y en a ordinairement deux, et quelquefois trois) sont accolés à la gaine de la capsule, partant moins libres, moins mobiles que l'artère et que la veine-porte. Cette disposition, conforme pour l'artère à ce qu'on voit partout, est, pour les branches de la veine-porte, une nouvelle preuve que les vaisseaux agissent comme des artères.

CHAPITRE CINQUIÈME.

Des glandes synoviales. — Opinion d'Havers sur ces glandes. — Ces glandes ne sont pas au-dessous du derme de la séreuse. — Elles sont *épidermiques* comme plusieurs de celles de l'estomac et de l'intestin, mais *épidermiques projetées* et non *déprimées*. — Ces glandes se retrouvent dans la poitrine, les plèvres, le péricarde, l'arachnoïde. — Par la nature de leur liquide les glandes synoviales se rapprochent plus des glandes muqueuses que des glandes séreuses.

§ 50. — L'étude approfondie que nous avons faite de la muqueuse du tube digestif, les rapprochements que nous avons établis entre cette membrane et le tégument extérieur, nous conduisent à aborder les membranes dites séreuses et à rappeler ce que nous exposions en 1844. Nos idées d'alors, fruit d'un long examen, ne se sont modifiées en rien. Nous disions, à cette époque, que toute appréciation de ces membranes doit remonter jusqu'au livre de Clopton Havers : *Novæ quædam observationes de ossibus*, 1691, dont le quatrième chapitre est consacré aux *glandes mucilagineuses des articulations*. L'anatomiste anglais fit cette partie de son travail sous l'inspiration de ces quelques mots jetés par Malpighi : *Glandula simplissima est membranula cava, cum emissario*, et qui étaient la lumière faite, par le génie, dans les ténèbres de la question des glandes. Du petit nombre de ceux qui comprirent la pensée du grand anatomiste italien, Havers voyant dans le sac membraneux des articulations un liquide sécrété, s'efforça d'en trouver les glandes, crut les avoir découvertes, et décrivit comme telles les vésicules graisseuses placées en grande quantité derrière la fibreuse et jusque dans l'intérieur des franges les plus déliées. C'était là une erreur qui ne fut relevée par personne ; seulement, un siècle plus tard on se demanda si ces glandes existaient réellement, pour bientôt n'en plus parler. La synovie, bien entendu, était loin d'être une chose nouvelle, et, longtemps avant Clopton, Félix Plater, 1582, qualifiait du nom de *muqueuse* la membrane qu'elle baigne. Toutefois, le travail d'Havers avait été fait avec un soin réel, et l'on en trouve la preuve dans la description très exacte qu'il donne des masses glandulaires des articulations, de leur forme lamelleuse ; dans les raisons qu'il fait valoir pour établir que ce ne sont pas des amas de membranes devant suffire aux besoins de certains mouvements, etc.

§ 51. — Pour peu que l'on arrête son attention sur les cavités synoviales, la présence d'un liquide onctueux, l'aspect muqueux des surfaces semblent trahir des glandes qu'il ne saurait être bien difficile d'apercevoir. C'est là une illusion dont nous avons été le jouet pendant bien longtemps; ne trouvant que de la graisse dans le tissu sous-jacent pris à toutes les profondeurs, nous supposions toujours que l'ampoule glandulaire se cachait au milieu des vésicules graisseuses, et nos recherches ne se décourageaient pas. Ce fut toujours sans succès. Nous ne trouvions jamais qu'une membrane froncée, repliée en lames souvent nombreuses, détachée en franges, au-dessous, des vaisseaux et de la graisse, mais surtout beaucoup de graisse. Nous étions trop préoccupé de cette question pour ne pas nous aider de l'examen des membranes analogues : le péritoine, les plèvres, le péricarde, l'arachnoïde ont avec les séreuses articulaires la plus grande ressemblance ; on les range sous une dénomination commune. Peuvent-elles nous éclairer? Elles ont aussi leur liquide : celui-ci nous décèlera-t-il ses glandes? Non ; quoi qu'on fasse, on ne voit que des vaisseaux ou de la graisse, et le plus souvent des vaisseaux et de la graisse. Mais dans chacune de ces membranes nous trouvons les froncements, les replis lamelleux, les franges des synoviales. Il n'y a pas de membrane déprimée au-dessous de ces tuniques, elles-mêmes jetées en avant à la manière de papilles exagérées. Est-ce au profit de la sensibilité ou de l'absorption? On ne peut l'admettre. C'est donc au profit de la sécrétion, dont la lame placée entre le derme et l'épithélium, comme à l'estomac et à l'intestin, agrandit aussi sa surface, non pas en se déprimant et en se constituant en tubes, mais en se projetant. La glande épidermique est une hardiesse sur celle qu'abrite le derme; la glande épidermique projetée en est une sur la glande épidermique déprimée; et si nous avons reconnu que la nature et l'état des matières alimentaires gastriques et intestinales expliquaient la position de celles-là, la forme de celle-ci ne s'explique-t-elle pas par l'absence de tout corps étranger pouvant irriter les organes?

§ 52. — Nous ne voulons pas répéter tout ce qui a été dit sur les précautions prises par la nature pour protéger les glandes synoviales contre l'action des surfaces osseuses dont elles facilitent les mouvements; nous aurions à copier tout le chapitre d'Havers sans rien apprendre aux anatomistes familiarisés avec ces dispositions. Une jointure du genou, ouverte et mise sous l'eau, donne tous les enseignements désirables sur ce point; quelque petite que puisse être l'articulation que l'on examine ensuite avec l'aide d'une couche d'eau, on y découvre sans peine les glandes synoviales cachées dans des enfoncements ménagés pour elles.

§ 53. — Ces franges, nous les retrouvons dans les plèvres, soit au sommet, soit en saillie sur les bords tranchants des poumons; dans le péricarde, elles existent sur le bord des oreillettes; dans l'abdomen, elles sont nombreuses et petites à la surface du ligament hépato-gastrique; plus grosses elles forment les appendices épiploïques; l'épiploon lui-même est la plus considérable des glandes projetées. Dans la cavité vaginale un paquet de ces glandes se montre toujours à la partie antérieure du testicule; enfin, les plexus choroïdiens eux-mêmes ne sont pas autre chose.

§ 54. — Ces considérations ont donc pour résultat de démontrer que les membranes dites séreuses ne sont qu'un tégument identique à la peau et aux groupes des muqueuses; elles ont leur derme, feuillet fibreux généralement mince, recouvert d'un épithélium sur sa surface libre, qui, elle-même, est le siége de trois actes observés sur les autres téguments. De ces trois actes le sécrétoire paraît dominer; c'est pour lui qu'est faite la projection. Et comme tout est transition insensible dans l'organisme, de même que nous avons vu qu'il y a telle portion de la muqueuse digestive qui est plus près de la peau, par l'arrangement de ses organes, que du type des muqueuses ; parmi les séreuses, par la nature onctueuse de leur produit, les synoviales sont plus muqueuses que séreuses.

§ 55. — Enfin, pour résumer par un tableau ce qui a trait à la position et à la forme des glandes des téguments, nous pouvons dire :

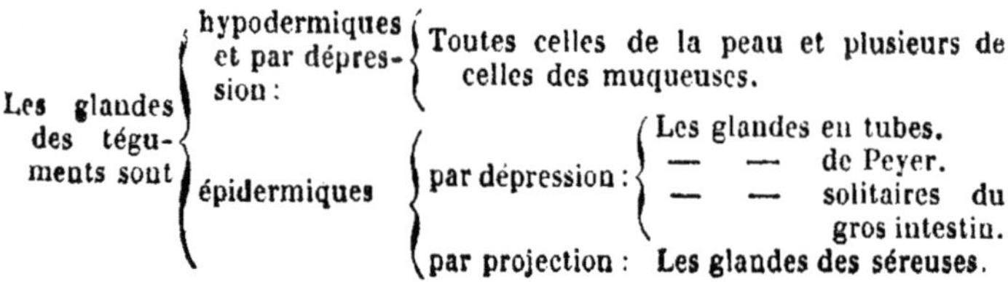

Les glandes des téguments sont	hypodermiques et par dépression :	Toutes celles de la peau et plusieurs de celles des muqueuses.	
	épidermiques	par dépression :	Les glandes en tubes.
			— — de Peyer.
			— — solitaires du gros intestin.
		par projection :	Les glandes des séreuses.

CHAPITRE SIXIÈME.

Étude hydrotomique de divers points de l'appareil génito-urinaire chez l'homme, le cheval, le bœuf, le porc et le chien.

Opinions diverses sur la nature du tissu érectile. — Hydrotomie de la verge. — La tunique d'enveloppe de la verge est formée de deux plans de fibres ligamenteuses. — Chez l'homme les corps caverneux se terminent isolément en avant. — Tissu érectile de l'urètre ; il est distinct de celui de la tête de l'organe. — Disposition générale du tissu érectile ; froncement longitudinal très prononcé de la membrane interne de ses artères. — Du verumontanum. — Remarques très exactes de Morgagni à son égard. — Il est l'analogue de la grande valvule urétrale du bœuf, du mouton, du cochon. — L'érection comprime l'urètre et favorise l'action des bulbo-caverneux sur l'expulsion des liquides, et particulièrement sur celle de la semence. — Expériences à ce sujet. — L'érection est un phénomène encore inexpliqué. — Verge des solipèdes ; sa gouttière urétrale. — Muscles de cette gouttière. — Verge du taureau ; sa gouttière urétrale. — Verge du chien ; son renflement bulbaire de la tête ; son os pénial ; usages de cet os. — Grande valvule urétrale du bœuf, du mouton, du cochon. — Vessie préputiale du cochon ; sa position ; sa forme ; son orifice unique ; ses deux membranes. — Faisceau musculaire médian véritable sphincter ; mode d'action de cette vessie. — L'homme et les principaux quadrupèdes s'échelonnent sur quatre degrés par les dispositions de leur appareil excréteur urinaire.

§ 56. — La prédominance de l'élément vasculaire sanguin dans les organes érectiles, a appelé sur ceux-ci, depuis deux siècles, l'attention particulière de tous les anatomistes qui ont fait des injections l'agent essentiel de leurs recherches. L'eau ne pouvait guère échapper aux rêves que la cire, le mercure, l'air lui-même ont caressés, et de bonne heure l'hydrotomie s'est appliquée à ce sujet. Hâtons-nous de dire que nous n'avons pas pénétré le mystère de l'érection, et qu'après, comme avant nos recherches, le phénomène reste une énigme inexpliquée.

Si, en toute chose, la nature se montre jalouse de son dernier secret; si les yeux les plus pénétrants n'agrandissent l'horizon qu'en reculant des ténèbres qu'ils ne peuvent d'ailleurs dissiper tout à fait; il est rare cependant que la Providence ne se fasse pas un plaisir d'exciter, d'entretenir la persévérance laborieuse, en lui accordant quelques unes de ces découvertes dont notre joie décuple l'importance, sans mettre en danger des mystères qui seront toujours impénétrables. Peut-être jugera-t-on qu'il en a été ainsi des travaux que nous avons entrepris sur ce point. Dans ce travail, comme dans ceux qui l'ont précédé, comme dans tous ceux qui le suivront, nous ne sommes pas resté emprisonné dans l'anatomie de l'homme, mais nous avons compris dans nos investigations presque tous nos quadrupèdes domestiques. Si cette méthode décuple les recherches, elle en double certainement la fécondité, et, dans ce cas encore, elle nous a donné des résultats fort inattendus. Exposant d'abord ce qui a trait à l'homme, nous ne dirons rien de la forme extérieure de la verge, de ses attaches, de ses nerfs, de ses vaisseaux : au temps de Galien, tous ces points étaient déjà bien connus. Alors aussi on ne voyait dans le tissu qui forme la base de l'organe, comme dans celui qui enveloppe l'urètre, qu'un lacis vasculaire; cette opinion est encore celle de beaucoup d'auteurs. En 1590, Fallope a donné des vaisseaux péniens une description plus précise qu'on ne l'avait encore fait. En 1690, Ruysch crut avoir découvert que la tête de l'organe n'est qu'un renflement antérieur du tissu spongieux de l'urètre. Haller mit en doute cette disposition. En 1786, J. Hunter constata sur le pénis de la baleine la nature musculeuse des cloisons des corps caverneux de la verge; dans le tissu érectile du gland et du canal de l'urètre il ne vit qu'un plexus veineux; il admit, avec Ruysch, que les deux parties ont le même tissu pour base. Ce grand anatomiste démontra bien que l'érection rend le canal de l'urètre plus petit, et que le bulbe de ce canal et son muscle ont pour effet de produire l'onde sanguine qui, lors de l'arrivée de la semence, accompagne ce liquide jusqu'au méat, en pressant sa marche et en le lançant avec force en dehors.

§ 57. — De nos jours M. Müller indique dans les cellules du tissu érectile des vaisseaux rouges d'une forme toute particulière, qu'à cause de cela il nomme *artères hélicines*. M. Owen, le savant annotateur de J. Hunter, fait remarquer que dans la baleine la tunique fibreuse de la verge est composée de deux couches bien distinctes, l'une extérieure, dont les faisceaux sont longitudinaux, l'autre interne où ils sont disposés circulairement. Pour l'urètre lui-même, je ne veux rappeler que les détails donnés par Morgagni sur le verumontanum; détails presque oubliés depuis malgré leur exactitude.

§ 58. — L'injection hydrotomique de la verge de l'homme réussit d'autant mieux que l'on concentre davantage l'action de l'eau sur cet organe. On doit placer une canule dans chaque artère honteuse interne, soit que la pièce ait été séparée du corps sans les os, soit que ceux-ci aient été sciés de chaque côté de l'éminence iléo-pectinée à la partie antérieure de la tubérosité de l'ischion. En peu de minutes la verge atteint dans toutes ses parties un volume considérable. Après avoir divisé le prépuce et enlevé la peau plus ou moins complètement, on procède à l'examen de l'organe hydrotomié, par une succession de coupes transversales donnant des rondelles plus ou moins épaisses, qui montrent les parties dans tous leurs détails, et que l'esprit rétablit sans peine dans leurs rapports mutuels. Pour être bien envisagé dans sa forme propre, dans son volume, dans sa tunique fibreuse, dans ses rapports avec son muscle propre et avec ceux qui viennent s'attacher au fond de la rainure qui le divise en arrière, le bulbe de l'urètre exige qu'aucune incision ne soit faite à l'organe distendu par l'eau.

Malgré ses valvules, la veine dorsale, prise 2 centimètres en deçà de la tête et préalablement parcourue par un stylet boutonné, reçoit facilement une canule, et la tête du pénis, puis le tissu érectile de l'urètre dans toutes ses parties, se distendent fortement sans que le corps de l'organe participe à cette turgescence.

§ 59. — De l'examen répété des verges mises dans les conditions hydrotomiques, les faits suivants nous semblent établis : 1° La tunique fibreuse, qui limite le corps de l'organe, est formée des deux plans de fibres signalées par M. Owen dans la baleine : l'un superficiel à fibres longitudinales, l'autre profond à fibres circulaires.

§ 60. — 2° Le corps du pénis, qui commence en arrière par deux racines, se termine en avant par deux extrémités arrondies symétriques ; chacune d'elles répondant à l'une des moitiés du corps caverneux. Pour constater ce fait, une verge étant distendue par l'eau, on doit la diviser dans son milieu de devant en arrière et transversalement.

§ 61. — 3° De la partie supérieure du sillon qui sépare ces extrémités antérieures du corps caverneux, naît un fibro-cartilage qui va jusqu'à la commissure supérieure du méat urinaire; ce fibro-cartilage, souvent ossifié chez les vieillards, soutient l'urètre jusqu'à son méat, et n'est qu'un rudiment de l'os pénial de quelques animaux, et du chien en particulier.

§ 62. — 4° Le tissu spongieux de l'urètre, qui s'étend du ligament triangulaire au méat, en traversant la tête, ne se confond pas avec cette dernière, qui a son tissu érectile propre. L'opinion contraire, émise par Ruysch, adoptée après lui par le plus grand nombre des auteurs, fut cependant mise en doute par Haller. Ruysch s'appuyait, pour penser ainsi, sur la facilité avec laquelle une injection ou une insufflation faites par le bulbe distendent aussi bien le gland que tout le tissu spongieux de l'urètre. Nous ajouterons qu'il en est de même lorsque injection ou insufflation sont pratiquées par les veines du gland : la distension de tout le tissu spongieux, y compris le bulbe, est instantanée. Mais nous ne verrons dans chacun de ces cas qu'une indication de nombreuses communications vasculaires; et les coupes transversales ou longitudinales d'une verge hydrotomiée ne permettent pas de douter un instant de l'existence de la lame fibreuse qui accompagne l'urètre jusqu'à son méat et l'isole du tissu du gland qu'il traverse.

§ 63. — 5° Le bulbe urétral mérite ce nom par son volume. Il ne forme point un renflement unique, globuleux, mais deux renflements symétriques, séparés en arrière par un sillon très marqué, au fond duquel un fort raphé fibreux est, d'une part, l'extrémité postérieure de la cloison incomplète qui existe dans l'intérieur du bulbe, et, d'autre part, le point d'attache d'un grand nombre de muscles. Aux cinq muscles qui partent du fond de cette gouttière ou qui y arrivent (les deux bulbo-caverneux, les deux transverses du périnée et le sphincter externe) et que chacun admet, il faut ajouter un recto-bulbaire, faisceau longitudinal qui, de la partie antérieure du rectum, se porte au point le plus élevé de la rainure bulbaire.

§ 64. — 6° Quant au tissu érectile lui-même, il est identique par ses dispositions essentielles dans le corps de la verge, autour de l'urètre, et dans la tête de l'organe. Ces dispositions résultent de cellules veineuses, d'une grandeur déterminée et uniforme pour chaque tissu ; de cloisons qui séparent ces cellules, tout en laissant de nombreuses et faciles communications entre elles; les artères se divisent en suivant l'épaisseur de ces cloisons. Il ne nous a jamais été donné, non plus qu'à plusieurs anatomistes allemands, de voir les artères hélicines de Müller; les artères de ces tissus présentent un froncement considérable de leur membrane interne que nous n'avons point observé ailleurs. Chaque tissu diffère par la nature de ses cloisons ou par leur épaisseur. Ces cloisons sont assez épaisses et de tissu musculaire dans le corps de la verge; moins épaisses, et de tissu fibreux jaune dans le tissu érectile de l'urètre; fort épaisses et fibreuses jaunes dans la tête.

§ 65. — 7° L'enveloppe du tissu érectile de l'urètre, d'une épaisseur uniforme au delà du bulbe, s'amincit beaucoup autour de cette partie. Cette épaisseur moins grande de la fibreuse d'enveloppe du bulbe a pour résultat une souplesse très favorable à l'action des bulbo-caverneux qui complètent eux-mêmes la protection due à ce point.

§ 66. — 8° Les appellations d'érectile et de spongieux conviennent également à ces tissus, l'une rappelant le phénomène dont ils sont les agents, l'autre le fait dominant de leur constitution, les cellules, les spongiosités ; mais il n'est pas rationnel d'appeler l'un érectile et l'autre spongieux, ce qui implique une différence de nature plus considérable que celle qui existe réellement.

§ 67. — 9° Enfin, et quant à l'urètre lui-même, le verumontanum est toujours creusé de la petite cavité décrite pour la première fois par Morgagni *Advers.* IV, *anim.* III, et omise après lui par le plus grand nombre des auteurs. C'est au milieu du bord des lèvres qui limitent l'entrée de cette cavité que se trouvent les orifices des canaux éjaculateurs. Nous n'avons jamais rencontré d'anomalies à cet égard dans une longue série de recherches ; et lorsqu'on a cru que l'un des canaux éjaculateurs s'ouvrait dans la cavité de ce petit organe, c'est que le stylet, conduit avec trop peu de précautions, avait déchiré la membrane très mince qui en forme la paroi interne. La position du verumontanum, sa cavité, les rapports qu'ont avec lui les canaux éjaculateurs, en font l'analogue de la grande valvule des didactyles et des tétradactyles. La crête urétrale, en effet, doit s'opposer au mouvement rétrograde de l'urine et de la semence, lorsque la contraction des transverses et des bulbo-caverneux agit avec force sur ces liquides. L'effort en arrière de ces derniers doit les pousser dans la cavité du verumontanum qui devient un cône creux, dont la base, dirigée en avant, emplit et ferme le canal.

§ 68. — Tout semble avoir été dit sur le rôle particulier de chacun des trois tissus érectiles de la verge. J. Hunter surtout a exposé, avec plus de clarté que personne, l'action du tissu érectile de l'urètre. Cet auteur, en effet, après avoir rappelé que l'émission de l'urine est étrangère, ou à peu près, aux dispositions prises sur ce point par la nature, démontre bien que la semence n'est pas seulement moins considérable que l'urine, mais encore que devant suivre le même canal que cette dernière, elle doit le faire avec plus de vitesse et en sortir avec bien plus de force. Aussi le premier effet de la turgescence du tissu érectile qui enveloppe ce canal, est-il de diminuer le diamètre de ce dernier ; puis au moment où le sperme arrive dans ce canal, la contraction du bulbo-urétral projette violemment le sang contenu dans le bulbe ; il en résulte une onde liquide qui part de ce point pour s'étendre jusqu'au méat, chassant le sperme comme le ferait un piston. Cette explication serait insoutenable, si on devait admettre, avec quelques anatomistes allemands de notre époque, que la turgescence du tissu qui nous occupe ouvre, dilate, agrandit le canal de l'urètre. Si la théorie mise en danger par nos confrères d'outre-Rhin avait besoin d'être défendue ou justifiée, elle le serait par l'expérience suivante : Sur une vessie largement ouverte en arrière et en haut, et conservant ses rapports avec l'urètre et le pénis flasque, on place dans l'orifice de son col une canule moyenne de l'appareil hydrotomique, on voit alors cette eau sortir par le méat, en formant un jet dont on constate la forme et l'étendue. On répète la même expérience après avoir mis toutes les parties du pénis en érection par l'action hydrotomique ; l'eau alors sort encore par le méat, mais avec une force bien supérieure à ce qu'on avait observé dans le premier cas.

§ 69. — Pourquoi les cloisons du tissu spongieux du corps de la verge sont-elles contractiles, tandis que dans les deux autres elles n'ont que la réaction élastique dévolue au tissu fibreux jaune? Il serait difficile de le dire ; cependant on comprend bien que dans les deux derniers l'action doive être plus passive qu'active ; on comprend surtout que la tête a un rôle particulier qui exigeait moins de rigidité que dans le corps de l'organe, et cependant plus de force que dans le tissu qui enveloppe l'urètre.

§ 70.—Nous croyons inutile de répéter que ces détails n'éclaircissent en rien le mystère de l'érection ; seulement ils démontrent une fois de plus l'inanité des hypothèses acceptées ou proposées à ce sujet. L'érection n'est pas l'effet de l'action des muscles du périnée, puisqu'elle devance toujours cette action ; elle ne résulte pas non plus d'une compression exercée sur la veine dorsale du pénis, avant ou pendant son passage sous l'arcade pubienne, puisqu'une injection la produit avec la même facilité. que les organes soient maintenus dans leurs rapports naturels, ou que, détachés des os, on ait divisé tous les plans fibreux qui peuvent être regardés comme les agents de cette compression.

§ 71. — Sans vouloir augmenter le nombre des hypothèses auxquelles nous faisons allusion, nous croyons cependant qu'il faudra désormais tenir compte, dans les appréciations physiologiques, du froncement remarquable de la membrane interne des artères des tissus érectiles. Il démontre certainement que pendant l'érection ces vaisseaux éprouvent une distension bien supérieure à ce qui se passe dans les artères des autres parties. Cette distension ne résulte-t-elle que de la résistance opposée par le sang retenu dans les cellules ? Un afflux considérable et brusque de sang rouge n'y est-il pour rien ? Ce sont des questions qui naîtront toujours de l'examen de ces artères.

§ 72. — La curiosité seule nous porta d'abord à étendre ces observations à un certain nombre d'animaux ; un intérêt puissant ne tarda pas à nous démontrer que là elles pouvaient avoir des résultats que l'on espérait en vain de l'étude des organes humains, fouillés depuis si longtemps et par tant de mains habiles. Au premier abord, les animaux ne nous présentent que des différences secondaires et presque prévues, d'après la position horizontale de leur corps et l'emprisonnement plus ou moins complet de leur verge dans les téguments des parois abdominales. Un examen plus attentif fait promptement découvrir des dispositions intéressantes.

§ 73. — Le pénis des solipèdes est celui qui se rapproche le plus de celui de l'homme : c'est lui qui présente au plus haut degré le développement des cloisons musculeuses du tissu spongieux du corps.

La gouttière urétrale est plus profonde que dans l'homme, et l'urètre et son tissu érectile y sont maintenus emprisonnés par un appareil musculaire composé de deux ordres de fibres : les unes, transversales, sont un prolongement du bulbo-urétral ; les autres, longitudinales, sont formées par les sacro-péniens. Les premières accompagnent l'urètre jusqu'au méat ; les secondes se terminent à peu de distance de ce point, après avoir traversé les premières suivant un trajet oblique bien indiqué dans nos figures.

§ 74. — La verge du taureau est remarquable par sa rigidité, due à la prédominance du tissu fibreux, non seulement fort épais autour des corps caverneux de l'organe, mais jetant en bas et de chaque côté un prolongement arqué, qui va à la rencontre de celui du côté opposé sans s'unir à lui ; d'où il résulte que la gouttière urétrale est transformée en un canal cylindrique, régulier, ouvert en dessous par une rainure longitudinale. L'urètre n'est pas pourvu de l'appareil musculaire qui existe dans les solipèdes ; les muscles sacro-péniens existent cependant ; mais après avoir été placés en arrière de la verge, ils se mettent sur ses côtés, puis presque sur son dos en approchant de la tête de l'organe. L'appareil fibreux de l'intérieur du corps caverneux est considérable ici ; il a pour base, pour chaque corps caverneux, un gros cordon de cette nature d'où rayonnent les filaments qui vont à tous les points de la face concave de l'enveloppe.

§ 75. — La verge du chien nous semble la plus éloignée de celle de l'homme. Elle se fait remarquer par le nombre et le développement des parties qui font suite aux corps caverneux. Les parties propres au chien sont son os et son renflement bulbaire. Ce renflement bulbaire précède le tissu érectile de la tête, dont il est entièrement distinct ; il est érectile lui-même ; ses cellules sont grandes et régulières ; ses cloisons de tissu fibreux jaune. L'injection lui donne jusqu'à quatre centimètres de diamètre sur les gros chiens; ses communications avec les veines dorsales sont larges et nombreuses; un stylet assez fort s'y engage sans difficulté. Sa turgescence complète est postérieure à celle du reste de l'organe; c'est elle qui prolonge l'accouplement chez ces animaux.

§ 76.—C'est elle aussi qui a nécessité la présence de l'os pénial. La position, les rapports et les véritables usages de cet os ne sont pas suffisamment établis par les auteurs qui en parlent. Sa position : il fait suite au corps de la verge ; il est l'os de l'urètre, qu'il loge dans sa gouttière, mais surtout dans son premier tiers, qui répond au renflement bulbaire; là, en effet, sa gouttière a sa plus grande profondeur, et le canal conducteur de la semence échappe à la compression trop forte qui aurait été exercée sur lui par le renflement. Enfin, la tête proprement dite de l'organe se compose d'une portion cylindrique longue de trois à quatre centimètres sur les gros chiens, puis d'un renflement qui s'amincit en cône pour arriver au méat.

§ 77. — Mais c'est surtout dans la disposition des voies d'excrétion que les animaux nous présentent des complications dont quelques unes n'ont pas été appréciées au point où elles le méritaient, et dont d'autres étaient restées inconnues jusqu'à ce jour.

Nous avons dit plus haut comment, chez l'homme, il fallait concevoir l'action du verumontanum dans ce cas. Chez le chien il y a une crête urétrale presque identique à celle de l'homme; dans le cheval, la forme valvulaire est mieux indiquée; mais chez le bœuf, le mouton, le cochon, placée à l'angle que décrit le canal de l'urine en sortant du bassin, la valvule urétrale réunit la grandeur, la force et l'élégance. Ici les usages ne sauraient être contestés : en tout semblable aux valvules des veines, elle s'efface pour laisser passer les liquides qui suivent leur cours naturel, se redresse et oppose à ces mêmes liquides une barrière insurmontable dès qu'ils tentent de revenir vers les réservoirs qui les ont chassés. Une circonstance complète l'analogie qui existe entre cette valvule et le verumontanum : nous avons vu de quelle manière les canaux éjaculateurs s'ouvrent sur les bords de celui-ci ; le bord de celle-là contient les orifices des glandes de Cowper.

§ 78. — Nous avons dit que cette valvule existait chez le bœuf et le cochon ; chez ce dernier une complication plus curieuse encore se fait remarquer. Chez cet animal, la verge, qui par sa forme se rapproche surtout de celle du bœuf, arrive très effilée dans un prépuce long, étroit, qui se termine en avant à l'orifice cutané. Ces dispositions ne modifient en rien l'excrétion spermatique : cette dernière n'ayant lieu que pendant l'érection, la verge alors ne se borne pas seulement à parcourir toute la longueur du prépuce, elle se porte encore au dehors, à travers l'orifice cutané. Il n'en est pas de même pour l'excrétion urinaire : l'urine est jetée par l'urètre dans le prépuce, et celui-ci, élastique, peut-être contractile, doit la pousser au dehors. L'impuissance dans laquelle est ce conduit de se débarrasser de toute l'urine qu'il reçoit, lui a fait annexer un réservoir dont nous ne trouvons l'analogue dans aucun appareil de l'organisme. Essentiellement semblable à la vessie pelvienne par son organisation et ses usages, il s'en distingue par sa position, par sa forme, par le nombre de ses ouvertures, et surtout par le mécanisme qui y accumule l'urine et qui l'en expulse. C'est une seconde vessie, et l'on pourra l'appeler préputiale, sous-cutanée ou de dix autres noms tirés des particularités qui lui sont propres.

§ 79. — Située entre les parois abdominales et la peau, un peu en arrière de l'orifice cutané du prépuce, elle est placée au-dessus de ce dernier. Formée de deux poches symétriques, séparées par une gouttière circulaire, elle s'adapte au relief supérieur du prépuce par sa partie inférieure. Elle n'a qu'un orifice ; celui-ci est à la partie antérieure, inférieure et médiane ; il est circulaire et communique avec le prépuce. Deux membranes superposées forment les parois de ce réservoir ; l'une, externe, est musculaire ; la seconde, interne, est fibro-muqueuse et recouverte d'un épithélium épais. Une couche celluleuse sépare ces deux membranes, et les laisse mobiles l'une sur l'autre, ainsi qu'on l'observe dans la vessie pelvienne.

§ 80. — La tunique musculaire est composée de faisceaux circulaires ; les antérieurs et les postérieurs n'enveloppent que le réservoir, et, inférieurement, passent entre lui et le prépuce, tandis que les faisceaux de la partie moyenne se continuent, de chaque côté, avec une lame aponévrotique qui complète leur cercle, mais en passant au-dessous du prépuce. Cette disposition joue un rôle important dans le fonctionnement de cet organe. Placé dans l'épaisseur du panicule charnu, plutôt audessus qu'au-dessous, cette vessie reçoit à sa face supérieure, et plus encore à sa face inférieure, des faisceaux de ce muscle dont les extrémités se croisent obliquement et d'une manière symétrique avec les faisceaux de sa tunique charnue.

§ 81. — Quel est le mode d'action de ce réservoir? L'urine, nous le répétons, est versée par la verge, non pas au dehors, mais dans la cavité du prépuce ; celle-ci, par l'effet de son élasticité, peut-être de sa contractilité, fait effort pour se débarrasser de ce liquide. Son action, impuissante, pour les petites quantités d'urine, à vaincre la résistance de l'orifice cutané, ne l'est pas à surmonter celle de l'ouverture de la vessie ; aussi les y pousse-t-elle. Lorsque cette vessie elle-même est distendue, elle se contracte à son tour, et, par le même orifice qui lui a apporté l'urine, elle rejette ce liquide, mais avec une force que n'avait pas le prépuce, et en faisant céder l'orifice cutané. Dans cette action, les faisceaux musculaires qui entourent la vessie et le prépuce deviennent sphincters du second sans cesser d'être compresseurs de la première.

Tout ceci paraîtra bien compliqué, et l'on se demandera pourquoi quelques faisceaux musculaires ajoutés au prépuce ne lui auraient pas donné une force qui eût dispensé de tout cet appareil ! Cette remarque est naturelle ; nous l'avons faite, chacun la fera, mais sans rien changer à ce qui est, à ce que la nature a voulu.

§ 82. — L'appareil excréteur urinaire envisagé dans les animaux, objet de ces études, forme donc, par les complications qu'il présente, une sorte d'échelle qui a quatre degrés bien marqués :

L'homme et le chien en constituent le premier, le plus simple.

Le cheval et tous les solipèdes en forment le second ; ils ont, de plus que les précédents, une valvule urétrale mieux indiquée et l'appareil musculaire qui, au delà du bulbo-urétral, accompagne l'urètre jusqu'au méat.

Le bœuf, le mouton, forment le troisième degré ; il a pour attribut la grande valvule urétrale.

Enfin le quatrième est constitué par le porc qui, à la valvule des didactyles, joint la vessie préputiale que nous venons de faire connaître, et qui constitue le mécanisme le plus compliqué des appareils excréteurs connus.

CHAPITRE SEPTIÈME.

Étude hydrotomique du système absorbant.

TITRE Ier.

Part d'Eustachio, d'Aselli, de Pecquet, de Th. Bartholin et de Rudbeck dans l'histoire de ce système. — Difficultés de ce sujet. — Les absorbants d'abord ne sont étudiés que sur les animaux vivants. — Après de Graaf on leur applique les injections. — Nuck se sert du mercure pour la première fois. — Succès de ce métal; ses avantages; ses inconvénients. — Curieux effets de l'eau employée accessoirement. — Apparition remarquable des absorbants au milieu des infiltrations morbides — Ces effets sont signalés, et cependant personne ne les poursuit. — En 1844, nous annonçons avec quelle facilité les absorbants se manifestent sous l'action hydrotomique. — Voies par lesquelles peut se pratiquer l'hydrotomie du système absorbant : — Les artères; les veines; les canaux excréteurs; les absorbants eux-mêmes. — Facilité et sincérité de l'hydrotomie sur ce point. — Les injections hydrotomiques des absorbants ne peuvent, quant à présent, être conservées : cet inconvénient est peu regrettable.

§ 83. — Nous ne voulons pas retracer l'histoire du système absorbant, histoire si souvent faite et l'une des plus exactes de la science moderne, à laquelle elle appartient tout entière. Personne n'ignore le paragraphe d'Eustachio, écrit en 1565, perdu dans sa critique de la veine azygos de Vesale, où l'anatomiste romain décrit, sous le nom de *vena alba equorum*, le canal thoracique du cheval. Chacun sait dans quelles circonstances Aselli, en 1622, découvrit les veines lactées qu'il croyait aboutir au foie. En 1651, Pecquet retrouve le canal thoracique et le conduit des veines lactées, l'une de ses grandes origines, à la veine sous-clavière gauche. Presque aussitôt après 1652, Thomas Bartholin et Rudbeck complètent le système absorbant par la découverte des lymphatiques, qu'ils se disputent. A partir de cette époque, presque tous les anatomistes s'occupent de ce sujet, et alors commencent les recherches si variées qui amènent successivement dans le débat les noms les plus connus. Il semblerait que tant d'efforts ont dû tout voir, tout éclaircir, et que de nos jours il ne reste plus qu'à exposer avec méthode des faits bien établis par la sagacité de nos devanciers. Il n'en est point ainsi, malheureusement : tout est encore controversé, et le sujet restera encore pendant longtemps l'un de nos filons les plus riches, mais aussi l'un des plus difficiles à attaquer.

§ 84. — Ces difficultés, signalées par Rudbeck, par Bartholin, *in tota anatome nulla difficilior administratio !* ont-elles été aplanies par cent ans d'essais de toute sorte, pratiqués par les mains les plus habiles? Non. Écoutons plutôt Cruikshank, l'élève, le continuateur infatigable de J. Hunter : « La matière » est des plus difficiles; on s'est souvent mépris sur la voie » qui pouvait conduire à la découverte; les sujets et les in- » truments n'ont pas toujours favorisé les recherches, ou l'on » n'a point été suffisamment maître de son temps, et ceux » qui pouvaient réunir tous ces avantages n'ont point assez vécu » pour achever ce qu'ils avaient commencé, ou bien ils ont » étalé aux yeux de l'avide public l'effervescence d'une ima- » gination féconde au lieu de la simplicité d'une bonne des- » cription. » Les difficultés tiennent en grande partie à la ténuité de ces vaisseaux, mais aussi à leur rétractilité; sur le vivant ils disparaissent avec une promptitude incroyable, et c'est seulement ainsi qu'il a pu se faire qu'ils aient été vus si tard, lorsque les vivisections avaient été à plusieurs reprises très en faveur. Les lymphatiques, plus encore que les chylifères, sont fugaces à un degré qui fait dire à Bartholin : « Lacteæ eva- » cuatæ fibrillas visu conspicuas relinquunt, nostræ venæ aquosæ » cum liquore in auras videntur evanescere. » Pendant quelque temps on pensa que ces vaisseaux ne pouvaient être observés que sur le vivant : c'était l'opinion d'Aselli, qui multiplia à cet effet les sacrifices d'animaux. L'anatomiste de Crémone fut enlevé peu d'années après sa découverte; s'il eût vécu, on peut supposer qu'il aurait poursuivi ces vaisseaux sur les cadavres. Thomas Bartholin procéda comme Aselli; ce n'est qu'après la découverte des injections par de Graaf qu'on poussa dans les absorbants de l'eau colorée, du lait, de l'air.

§ 85. — Le mercure vint avec Nuck, vers 1690, et sa fluidité, sa pesanteur, sa teinte brillante, furent autant de qualités qui lui assurèrent une préférence qui devint exclusive. Ce métal, précieux à tant de titres, a rendu de grands services à cette question; c'est d'après lui qu'ont été faits les plus beaux dessins que nous possédons; c'est à lui qu'on doit tant de magnifiques préparations qui enrichissent nos musées. Cela dit, nous ne craindrons pas d'ajouter que le mercure nous semble avoir fourni sa carrière. Depuis longtemps emprisonné dans les limites qu'il a atteintes, il n'ajoute rien à ses conquêtes, en même temps qu'il reste toujours l'instrument exceptionnel par l'habileté qu'il exige, et que ses inconvénients n'ont pu être diminués.

Ces inconvénients sont inhérents à ses qualités, sa fluidité et sa pesanteur; cette dernière, hors de toute proportion avec la force des absorbants, conserve rarement leur forme à ces vaisseaux. Le plus souvent elle les altère profondément sous ce rapport, ainsi que le prouvent les planches d'un ouvrage justement estimé, dont les auteurs ont reproduit avec une scrupuleuse exactitude les aspects donnés par le vif-argent. Nous emprunterons une portion de ces dessins, et nous les rapprocherons de ce que présente la nature, et de ce qui aura été fait d'après l'eau.

§ 86. — L'eau, dont nous allons faire connaître la puissance dans l'étude des absorbants, n'en serait pas à ses débuts sur ce point si une partialité acquise au mercure n'avait empêché de lui tenir compte de ses efforts. Écoutons Cruikshank : « Les fluides aqueux poussés dans les artères, les veines ou » les conduits excrétoires des viscères glanduleux, parviennent communément jusque dans les vaisseaux lymphatiques, » qui, devenant alors visibles, peuvent être incisés dans les » plus petites branches, de manière que les fluides aqueux

» peuvent ensuite être forcés et déplacés par des injections de » mercure. »

Deux faits cités par Mascagni n'étaient pas moins dignes d'appeler l'attention sur l'eau. Le premier est exposé en ces termes : « Cum aquam calentem seu imbutam colore seu desti- » tutam in vasa sanguinea injecissem post quadragesimam a » morte horam, vasa lymphatica humore exsudato repleri ac » turgescere deprehendi, ac deinde, liquido ultra propulso, » paulatim exinaniri atque evanescere, idque toties alternari » quoties eodem artificio lymphatica denuo turgida redderem, » postquam detumuerunt. »

Le second est plus significatif encore : « Hepatis lymphatica » numerosissima sunt. Aqua calente in vasa sanguinea, aut » poros biliarios injecta, haud ægre se manifestant. »

Mais il ne faut pas perdre de vue, en face d'une telle indifférence pour des phénomènes qui devaient arrêter les esprits, qu'on redoutait les infiltrations; et les infiltrations étaient la conséquence ordinaire, sinon inévitable, de cette intervention de l'eau. Ajoutons que dans le même moment, comme aujourd'hui, il est peu d'anatomistes qui ne signalent les infiltrations naturelles comme favorables à la manifestation des vaisseaux absorbants : « Sur un membre, dit Cruikshank, où il y avait » beaucoup d'eau épanchée dans la membrane cellulaire, nous » avons vu quelques centaines de ces vaisseaux. » Cet aspect lui-même ne peut faire réfléchir l'élève de Hunter, tout entier au mercure.

§ 87. — Ainsi, on le voit : d'une part on ne peut pousser de l'eau dans les artères, les veines ou les canaux excréteurs sans qu'une partie n'en revienne par les absorbants; d'un autre côté, presque toutes les infiltrations morbides rendent manifestes des lymphatiques qui ne sauraient être aperçus dans les circonstances ordinaires, et c'est à peine si l'on remarque la singularité de ces deux phénomènes; la connexion qui les unit échappe tout à fait, et personne n'étant frappé de la place que l'eau y occupe, personne aussi ne songe à rechercher la cause.

la nature, les limites de cette participation; bref, les avances de l'eau sont méconnues, et partant restent stériles.

§ 88. — Lorsqu'en 1844 nous publiâmes nos premières études hydrotomiques, le système absorbant fut l'objet d'une mention particulière; nous disions alors : « L'injection des » vaisseaux lymphatiques est l'un des résultats les plus con- » stants et les plus remarquables de l'hydrotomie, et nous ne » doutons pas qu'avant peu on ne doive à cette dernière d'inté- » ressantes notions sur le système absorbant. » Plus tard, nous fîmes de ce sujet l'objet de recherches toutes spéciales; ce sont leurs résultats que nous allons exposer.

§ 89. — L'hydrotomie des absorbants peut être faite par quatre voies différentes : les artères, les veines, les canaux excréteurs, les absorbants eux-mêmes. Les artères sont la plus naturelle et la plus efficace de ces voies; l'eau doit y être dirigée avec ménagement, et proportionnellement à l'étendue des parties sur lesquelles elle agit. Pour une étude des absorbants de la cavité abdominale, on place une forte canule dans l'aorte thoracique, puis on lie les crurales au-dessous du ligament de Fallope; on peut faire l'inverse : mettre une canule dans chaque artère crurale et lier l'aorte.

§ 90.—Pour la préparation des lymphatiques du bassin et des membres inférieurs, on fixe sa canule dans l'aorte abdominale, au-dessus de sa bifurcation lombaire; pour l'injection des absorbants du thorax, on attaque l'aorte abdominale au-dessous du diaphragme, en dirigeant l'eau vers le cœur; on peut aussi se servir de l'une des grosses artères du cou ou de l'aisselle. Pour la tête et les membres supérieurs, on s'adresse à l'aorte thoracique. Chacune de ces parties peut encore être détachée du tronc. Il en est de même des viscères pectoraux et surtout de ceux du bas-ventre. Si le plus souvent il est préférable de les laisser en place et de respecter tous leurs rapports, dans quelques cas, cependant, il est utile, indispensable même, de les isoler, de les extraire.

§ 91.—La voie veineuse donne souvent des résultats remarquables : on voudra les essayer. Pour les viscères abdominaux, on placera la canule dans l'une des veines du mésentère de l'*S* du côlon. Dans ces expériences on retrouvera les qualités et les défauts déjà signalés de ces vaisseaux : ils sont prompts à produire l'infiltration, mais se déchirent avec une extrême facilité. Il convient donc de redoubler de précautions lorsqu'on les emploie.

§ 92. — Après la voie artérielle, il n'en est pas de plus efficace que celle des canaux excréteurs, du moins pour quatre glandes dont les conduits ont un développement qui se prête à ces tentatives : les reins, le foie et le pancréas. Ces canaux doivent être pris dans leur point le plus éloigné de la glande.

§ 93. — Enfin l'eau peut se servir des absorbants eux-mêmes, non seulement en marchant dans le sens de la lymphe et du chyle, mais encore en faisant effort dans le sens contraire. C'est surtout en plaçant la canule dans le canal thoracique que l'on est frappé de ce fait. Dans cette circonstance, l'eau ne se borne pas à forcer quelques valvules et à distendre les absorbants dans une certaine étendue ; elle fait plus, elle revient en nappe par les veines.

§ 94.—Si ces derniers faits méritent d'être signalés, s'ils doivent être connus des anatomistes qui y puisent d'utiles indications, ils nous semblent moins importants pour les physiologistes, qui s'égareraient certainement s'ils y voyaient autre chose que des phénomènes cadavériques. Le cadavre est un organisme entier, mais un organisme mort ; et de même que la vie est partout avant la mort, la mort est partout après la vie ; elle est dans ces bouches occultes et sans nombre qui règlent la marche des humeurs au moins autant que les agents mécaniques que nous connaissons ; elle est dans les tuniques des canaux de toute nature qui prennent au mouvement de ces humeurs une part considérable ; et, dans ces conditions, l'air, le mercure, la cire, l'eau surtout, se meuvent avec une liberté aussi différente de ce qui a lieu de la part du sang, du chyle, etc., que le cadavre lui-même est éloigné de ce qui vit.

§ 95. — L'hydrotomie, appliquée à l'étude des absorbants, a l'avantage d'être supérieure aux autres méthodes, et surtout à celle du mercure par sa puissance, par sa facilité et par sa sincérité. Le nombre des absorbants qui apparaissent sous l'action de l'eau est vraiment prodigieux. Aucun dessin ne saurait rendre ni la quantité, ni l'élégance de ceux qui, dans le ventre, enlacent les veines iliaques et la veine-cave, qui sortent du foie, des reins, de la rate, qui se concentrent à la base des mésentères, qui accompagnent les vaisseaux profonds des membres, qui affluent aux ganglions inguinaux et axillaires, qui descendent de la base du crâne, qui émergent des corps thyroïdes, qui rampent dans la triple épaisseur de la matrice de la vache.

§ 96. — Le maniement du mercure est, avons-nous dit, un art difficile, exceptionnel, qu'abordent seuls des hommes d'une habileté éprouvée ; ses effets sont aussi lents que fantasques. L'emploi de l'eau est le contraire de tout cela : il ne demande que le placement convenable d'une canule, et *tout aussitôt* les absorbants apparaissent, se multiplient, se développent.

§ 97. — Les effets de l'hydrotomie sont sincères en ce sens qu'ils nous montrent les absorbants sous leur véritable forme ; l'eau n'a pas la pesanteur fâcheuse du mercure, et tandis que ce dernier, le plus souvent s'introduit directement dans la continuité du vaisseau, la première n'y arrive, dans le plus grand nombre des cas, que par la voie des capillaires ; et si toujours elle produit la turgescence, jamais elle ne donne lieu à la déformation. A ces avantages, on voudrait que se joignit la persistance des effets ; on ambitionne pour l'eau les succès de musée acquis depuis longtemps au mercure. Quant à présent ces vœux sont irréalisables, mais il n'y a pas à s'en affliger outre mesure. Le prix que l'on attache à la conservation des injections mercurielles des absorbants est autant un effet des soins qu'elles ont coûtés que la conséquence de leur valeur scientifique. Il ne saurait en être de même des injections aqueuses ; elles se produisent avec une facilité qui ôte toute valeur à des conservations qui ne pourraient être que très inférieures à ce que présentent les pièces fraîches.

TITRE II.

Tout a été dit sur les absorbants; toutes les opinions ont été défendues; aussi tous les points de cette question sont-ils controversés. — Les absorbants se montrent sous deux formes : la cylindrique et la vésiculeuse. — La forme en cœur est un accident produit ordinairement par les manœuvres anatomiques. — Valvules des absorbants. — Étranglement des absorbants. — Les parois de ces vaisseaux sont contractiles. — Marche des absorbants; leurs anastomoses. — Origine des absorbants. — Leur origine probable à la surface des villosités intestinales. — Leur terminaison. — Ganglions du système absorbant. — Leurs usages. — Leur nature. — Marche collatérale des liquides des absorbants autour des ganglions obstrués. — Mode d'action de ces vaisseaux. — Chaque portion d'absorbant, limitée par deux étranglements, est une pompe aspirante et foulante. — Tout le système absorbant n'est qu'un ensemble de ces petites pompes, allant du point où se fait l'absorption, à la veine qui en reçoit le produit.

§ 98. — Si, comme nous l'avons déjà rappelé, tout est encore controversé en ce qui regarde les absorbants, tout aussi semble avoir été dit, soit d'après l'observation, soit d'une manière hypothétique; aussi doit-on moins attendre de l'hydrotomie des vues toujours nouvelles, que la vérification de celles qui se partagent les esprits. C'est en effet ce qui a lieu, en même temps que ces recherches, premiers fruits d'une méthode vierge, mettent hors de doute les progrès assurés à l'avenir.

Forme des absorbants. — Ces vaisseaux se montrent sous deux formes : ils sont cylindriques ou vésiculeux ; la première de ces formes est la plus commune ; elle appartient surtout aux grands animaux et à l'homme : elle résulte d'un vaisseau cylindrique coupé, de distance en distance, par des étranglements. Les chylifères de l'intestin grêle du cheval, ceux qui longent le bord mésentérique du côlon replié du même animal, sont un type parfait de cette forme. La seconde forme, celle que nous nommons vésiculeuse, est plus fréquente chez les petits animaux, le chien, le chat ; elle est constituée par des ampoules sphériques placées les unes à la suite des autres, et dont les étranglements sont si considérables, qu'elles semblent souvent être une suite de boules seulement en contact et point en communication. Dans chacune de ces formes, les différentes sections d'un même vaisseau, comme ses diverses ampoules, sont placées sur le même axe, et le centre de l'étranglement répond au centre du cylindre ou des ampoules. Dans quelques cas, et cela s'observe surtout dans les gros troncs, près des derniers ganglions, près du canal thoracique, dans diverses portions de la longueur de ce canal, mais surtout à son commencement et à sa fin, la forme cylindrique et la forme sphérique se réunissent pour se succéder brusquement sur le même vaisseau ; le cylindre et l'ampoule alors peuvent être placés sur le même axe ; plus souvent ils sont sur deux axes différents. Il arrive parfois que les vaisseaux sont renflés inégalement ; ils ont alors l'aspect de cœurs placés les uns à la suite des autres. Cette forme, la plus rare, est le résultat d'une distension exagérée produite par les humeurs naturelles ou par les matières d'injection. Aselli avait bien signalé la forme cylindrique coupée d'étranglement ; Ruysch, le premier, représenta cette série de cœurs renversés en étudiant les valvules ; Nuck fit de même, déterminé à son tour par ses injections mercurielles, tout en avertissant qu'il exagérait pour être mieux compris ; G. Hewson vit là une erreur, en indiqua bien la cause, mais se jeta dans l'erreur opposée en refusant aux vaisseaux absorbants la forme noueuse ; Mascagni et Cruikshank sont revenus à la vérité sur ce point ; Blandin s'en éloigne à son tour en écrivant : « les lymphatiques sont cordiformes, » et est appuyé par l'un de nos contemporains les plus familiarisés avec cette question, qui donne de cette forme une explication nouvelle sur laquelle nous reviendrons.

§ 99. — Les valvules des chylifères ont été clairement indiquées par Aselli : « In his illud admiratione dignum, quod » pluribus valvulis, sive ostiolis interstincti sunt, sive inter-

» cisi...... non modo, qua comitantur intestinis, sed etiam in » reliquo ductu animadverti. » Rudbeck a signalé celles des lymphatiques ; les unes et les autres furent acceptées par Bartholin, qui cependant ne croyait pas possible de les démontrer ni même de les voir ; Riolan les nia, et elles ne furent définitivement admises qu'avec Ruysch, qui dissipa tous les doutes en insufflant certains vaisseaux, et en en retournant d'autres, ce qui amena leurs valvules au dehors. Aujourd'hui les valvules ne sont contestées par personne ; mais tout le monde ne s'en fait pas la même idée. Si généralement on admet que, disposées par paires, elles ont la même forme que celles des veines, A. Lauth en décrit de circulaires ; quelqu'un a cru qu'il y en avait de mobiles dans les deux sens ; et M. Sappey pense « que cha- » cune d'elles est le résultat d'une invagination de la partie des » vaisseaux qui est étranglée dans celle qui est dilatée, et, de » plus, que le scalpel peut détruire ces invaginations. »

§ 100. — Les étranglements des vaisseaux absorbants ont des rapports si intimes avec les valvules, qu'il est nécessaire, dans leur commun intérêt, de les examiner dès à présent. Ces étranglements n'ont pas eu, que nous sachions, d'autre adversaire que Hewson ; mais on les a expliqués différemment : les uns ont pensé qu'ils étaient le résultat d'anneaux fibreux particuliers ; d'autres les ont attribués aux valvules. Nous avons cru toujours voir comme les premiers, et nous ajouterons qu'il y a toujours de valvules où il y a des étranglements, tandis qu'il n'y a pas toujours d'étranglements là où l'on rencontre des valvules. Les 20 derniers centimètres du canal thoracique du cheval donnent la preuve du dernier fait : et l'on trouve partout la preuve du premier. Nous n'avons jamais observé que des valvules paraboliques ; et les rapports de ces valvules avec l'étranglement expliquent facilement la distension bilobée de cette partie du vaisseau sous l'effort d'une matière pesante. C'est ce qu'a produit Nuck, c'est ce qu'a produit Blandin ; c'est ce qu'on reproduira toujours dans les mêmes conditions. Les veines trop distendues par la cire présentent au niveau de leurs valvules d'énormes bosselures sur la nature desquelles on ne se méprend pas. Les renflements *cordiformes* des absorbants par le mercure ne sont pas autre chose. L'eau parfois fait naître les renflements bilobés, mais surtout dans les points où deux troncs assez volumineux se réunissent en un seul. Le réseau lymphatique superficiel de la rate du cheval est très serré, et par conséquent formé de troncs très courts et assez forts; à tous les points de jonction l'eau a une tendance à produire une ampoule qui représente bien le nœud du filet. Il y a là matière à des recherches spéciales, comme pour toute la rate d'ailleurs.

§ 101.— De quelle nature sont les parois des vaisseaux absorbants? Aselli les croyait veineuses, c'est-à-dire tout simplement fibreuses. Leur peu d'épaisseur, leur transparence, ont fait, dans tous les temps, de nombreux partisans à cette opinion. Cependant une observation plus attentive de l'action de ces vaisseaux, leur rétractilité extrême, la certitude que l'on a aujourd'hui que l'élément contractile est bien plus commun dans l'économie animale qu'on ne l'avait pensé précédemment; l'examen même du canal thoracique des gros animaux, sont autant de motifs qui ont conduit beaucoup d'auteurs à admettre que ces parois sont musculeuses, et susceptibles, non seulement de resserrer les vaisseaux, mais encore de les raccourcir. La contractilité des villosités intestinales nous semble un fait puissamment confirmatif de cette opinion, qui est la nôtre.

§ 102.— La marche des absorbants a lieu de la périphérie au centre, quant au sens dans lequel se meuvent les liquides qu'ils charrient; en cela ils ressemblent aux veines; mais ils en diffèrent, parce qu'ils ne recherchent pas comme elles, ou du moins pas au même degré, les attaches, les adhérences qui influent d'une manière si marquée sur la marche du sang dans les vaisseaux qui le rapportent au cœur; bien plus, les veines recherchent les trajets directs, surtout dans leurs troncs terminaux; les absorbants, au contraire, se replient fréquemment sur eux-mêmes, et souvent de la manière la plus exagérée; c'est ce qu'on observe aux deux extrémités du canal thoracique.

§ 103.—Un certain nombre de veines, par une disposition exceptionnelle, trouvent entre elles et le cœur un organe qu'elles traversent; c'est la veine-porte s'épuisant dans le foie et devenant l'ensemble des veines sus-hépatiques. Cette disposition est générale pour les absorbants, et sur les quadrupèdes, on n'a pas d'exemple d'un absorbant arrivant au canal thoracique sans avoir subi cette obligation. Ici ce n'est pas un organe unique, volumineux, ce sont des organes très nombreux, ce sont les ganglions de ce système.

§ 104.—Les absorbants, nés de rameaux innombrables, troncs ou réseaux, deviennent successivement plus gros et moins nombreux à mesure qu'ils cheminent; ils se rencontrent, s'unissent et usent de l'artifice des anastomoses de la façon la plus large et la plus étendue. Les absorbants des membres abdominaux et du ventre concourent à former les racines très variées du canal thoracique; tous les autres atteignent le canal à différentes hauteurs, et jusqu'à son orifice de terminaison, ou le grand tronc lymphatique droit. C'est surtout sur ces points qu'on voit s'entasser en quelque sorte les flexuosités les plus exagérées, les renflements les plus considérables, les plus variés; c'est là que le système absorbant se montre bien un système à part, qu'on ne saurait comparer ni aux artères ni aux veines.

§ 105. — L'origine des absorbants est un point capital de l'histoire de ces vaisseaux, mais aussi un point extrêmement difficile à établir, et, hâtons-nous d'ajouter, qui ne l'est point encore. Cette origine se prête à toutes les hypothèses, et toutes les hypothèses ont été avancées. Les partisans de la continuité des artères et des veines trouvent très simple de dire que les absorbants font suite aux premiers de ces vaisseaux. Il y a cependant là la plus naturelle des difficultés; les artères ne peuvent à la fois se continuer avec les veines et avec les absorbants. Il faut opter entre les uns et les autres; si l'on opte, ce sera certainement en faveur des veines, et voilà les absorbants sans origine. L'amour de la continuité a été jusqu'à les faire précéder des nerfs. Nous ne nous lassons pas de répéter que cette continuité à laquelle reviennent sans cesse quelques personnes est impossible, même des artères aux veines ; entre ces vaisseaux, il y a nécessairement un espace, quelque petit qu'on puisse le supposer, et notre esprit, il faut bien le dire, n'est pas assez familiarisé avec la *ténuité extrême* des éléments de l'organisme ; il y a, disons-nous, un espace où une bouche apporte, c'est celle de l'artère ; où deux bouches puisent, ce sont la veine et l'absorbant ; trois même, dans le plus grand nombre des glandes, puisqu'il y a celle du canal excréteur. Si un fait est de nature à aider à la solution de cette question, c'est encore la contraction de la villosité. Ce phénomène, d'une observation si facile et qui a tant besoin d'être étudié, parle en faveur de l'abouchement direct des absorbants aux surfaces tégumentaires. On ne peut voir leurs orifices, dira-t-on. Mais que d'orifices de canaux bien autrement développés qui nous échappent ! Nous ne mettons pas en doute ceux de la sueur, et cependant personne ne les a vus, que ce soit le résultat de leur petitesse ou celui de leur obliquité. Il est probable que les absorbants commencent de la même manière, c'est-à-dire par de petites bouches dans l'intérieur des tissus, et cet intérieur est pour nous cet espace extrême dont nous parlions tout à l'heure.

§ 106. — Quant à la terminaison des absorbants, elle se fait dans les veines, et deux points sont seulement connus jusqu'à ce jour : l'angle que forment de chaque côté par leur réunion la sous-clavière et la jugulaire profonde. Dans chacun de ces points surabondent les dispositions qui doivent s'opposer à la pénétration du sang dans les vaisseaux : les valvules, les orifices étroits et peut-être contractiles, les flexuosités infinies.

§ 107. — Les ganglions, placés sur le trajet des absorbants, sont des organes propres à ces vaisseaux. Tout a été dit sur leur forme, leur nombre, leur position. On est à peu près d'accord sur leurs usages, la dépuration, mais on est en pleine dissidence sur leur nature. Les absorbants se comportent toujours de la même manière lorsqu'ils abordent un ganglion, et lorsqu'ils en partent : dans le premier cas, le tronc afférent se divise, se ramifie, et enfin se perd dans le petit organe. Dans le second, le tronc déférent est constitué par des vaisseaux qui sortent du ganglion à la manière des racines qui viennent constituer un tronc. C'est un système de veines sous-hépatiques et sus-hépatiques pour chaque ganglion. Que deviennent les absorbants dans les ganglions? en d'autres termes, quelle est la véritable nature de ces organes? Deux opinions sont en présence : l'une est encore celle de la *continuité*, qui croit que les absorbants afférents se divisent à l'infini, jusqu'à ce qu'ils deviennent des absorbants déférents; elle se formule en disant qu'un ganglion n'est qu'un amas, un pelotonnement d'absorbants. Le raisonnement pourrait lui dire : Quelle nécessité de multiplier ainsi des vaisseaux qui, ne changeant pas de nature, ne sauraient avoir des propriétés nouvelles! L'observation lui dit : Vous n'admettez que des absorbants dans le ganglion, parce que votre moyen de recherches, le mercure, ne vous montre que des absorbants, tous autres organes disparaissant sous les vaisseaux turgides du vif-argent. L'analogie ajoute : Des organes ayant avec les ganglions des absorbants la plus grande similitude d'action montrent autre chose que les vaisseaux porteurs des liquides à épurer.

§ 108. — La seconde opinion admet cette autre chose; elle croit la voir, et pour elle le ganglion est un amas de vésicules qui ont la faculté dépurative; chacune de ces vésicules est l'aboutissant des absorbants afférents qui l'enlacent de leurs divisions dernières, et le point de départ des absorbants déférents qui en partent par des rameaux non moins divisés; les nerfs, les artères, et surtout les veines complètent l'ensemble nécessaire à de pareils actes. Ces vésicules ne sont-elles qu'une hypothèse? Non, certes; la seule coupe d'un ganglion les indique, l'hydrotomie les indique, certains engorgements morbides les montrent. Plus rares, mais plus volumineux chez les carnivores que chez les omnivores et les herbivores, c'est sur les premiers qu'il faudra en faire l'étude. Les ganglions tuberculeux des bêtes féroces de nos ménageries sont chose commune; ils se montrent extérieurement même sous l'aspect d'une agrégation de petits corps sphériques d'un noir foncé, perdus dans un parenchyme plus clair. Ces petits corps noirs, tous semblables, sont pour nous les vésicules gorgées de matière morbide. Il n'y a là, toutefois, qu'une donnée générale sur la structure de ces ganglions. et ce sujet appelle encore beaucoup de recherches

§ 109. — Les communications des absorbants avec les veines en d'autres points que les deux sous-clavières est une question qui s'est posée d'elle-même, lorsqu'on a vu la prédilection des premiers pour les secondes et lorsque chaque jour on constate le nombre prodigieux de lymphatiques enlaçant les veines iliaques et surtout la veine-cave inférieure. A plusieurs reprises, dans le dernier siècle, on a cru avoir découvert ces communications et on l'a annoncé. Toujours contredites, elles ont de nouveau été signalées comme certaines, et M. Lippi, plus qu'aucun autre, il y a vingt cinq ans, s'est fait le fauteur de cette opinion, qui fut de nouveau combattue et non sans succès. Pendant nos recherches, nous croyons avoir rencontré le fait qui causa l'erreur de l'anatomiste italien, et qui nous laissa nous-même indécis pendant plusieurs heures : un des lymphatiques du rein droit arrivait transversalement à un petit ganglion, en sortait sans avoir changé de volume, passait devant la veine-cave juste sous la veine spermatique ; la même disposition existait de l'autre côté, et ces deux lymphatiques semblaient se perdre dans la veine-cave, exactement dans le point où ils étaient cachés par la veine testiculaire. Après un long et minutieux examen en dehors et en dedans de la veine-cave, nous avons dû penser que ce lymphatique ne faisait que passer, allant d'un ganglion à un autre, sans divisions apparentes, ainsi que cela s'observe si souvent. Nous ne parlons pas des communications des lymphatiques avec les veines dans l'intérieur des ganglions : ce ne sont pas des abouchements directs, ou du moins personne ne les a démontrés ; et tout ce qu'on peut dire à ce sujet, quant à présent, n'est que conjectural.

§ 110. — Si les usages des absorbants ne sont plus discutés que dans des détails secondaires, il n'en est pas de même du mécanisme d'après lequel fonctionnent ces vaisseaux. Les uns ont placé en dehors d'eux leurs moteurs et les ont trouvés, tantôt dans la pression des organes environnants, tantôt dans les secousses imprimées par les pulsations artérielles ; d'autres fois dans l'aspiration exercée par la colonne veineuse ; d'autres fois, enfin, avec Morgagni, ils les ont mis dans les ganglions devenus exclusivement pour eux des propulseurs. L'aspiration seule a rallié assez d'autorités pour mériter une réfutation : celle-ci est tout entière dans les conditions de position, de direction et d'abouchement des absorbants, où non seulement rien n'est favorable à l'aspiration, mais où tout y est contraire.

§ 111. —Les véritables moteurs des liquides absorbés sont les absorbants eux-mêmes, musculeux, contractiles, et trouvant dans leur conformation, dans leurs valvules, les dispositions les plus propices à leur action. C'est ici qu'il faut bien se pénétrer de la nature des étranglements disséminés sur les vaisseaux. Ils sont fibreux, résistants, limitent invariablement l'ouverture qu'ils circonscrivent, sont là ce que sont aux divers orifices du cœur des anneaux plus forts mais identiques. Ces étranglements, en général, ne sont pas assez indiqués. Pour concevoir le mécanisme d'un absorbant, il suffit d'observer un seul de ses renflements. Le supposant distendu, faisons-le se contracter : il a deux orifices ; il se débarrassera sans peine de son contenu ; oui, mais seulement par l'orifice dépourvu de valvules ; l'autre étant fermé par ces replis membraneux que déplace le liquide dans son effort pour trouver une issue. Le renflement s'est donc vidé, mais en remplissant celui qui le suit, qui se contracte et se vide à son tour aux dépens de celui qui vient après, et ainsi jusqu'au dernier, qui se vide dans la veine. — C'est bien là le mode d'action de ces vaisseaux où valvules et étranglements sont par leur nombre et leur étendue dans un rapport déterminé et parfait avec le diamètre et la puissance des vaisseaux. C'est ainsi que ces étranglements sont d'autant plus rapprochés, et partant d'autant plus nombreux, que les vaisseaux sont plus petits, ce qui proportionne la résistance à vaincre à la somme de force dévolue à une épaisseur déterminée de tunique. Aussi loin que peut aller notre œil, aidé de la loupe, sur la trace d'un absorbant, nous retrouvons les étranglements; ils doivent se continuer jusqu'à l'origine du vaisseau, dont la bouche sans doute est limitée par le premier de ces étranglements et pourvue de valvules. Et c'est là qu'il faut placer le point de départ de ce jeu régulier, qui fait de chaque dilatation une pompe aspirante et foulante: l'aspiration de chacune d'elles vient en aide à l'effort expulsif de celle qui la précède; et la première de toutes, s'ouvrant, non pas dans une autre dilatation, mais au dehors, tégument ou parenchyme, fait l'absorption. La contraction de la villosité intestinale est encore ici, et surtout ici, un phénomène du plus haut intérêt: elle tend à confirmer ce qui précède, comme elle en reçoit à son tour une interprétation qui la montre ce qu'elle est, simple et rationnelle.

§ 112. — La contractilité étant inhérente aux tuniques des vaisseaux absorbants, quel que soit leur diamètre, cette propriété les suit dans les ganglions qu'on peut supposer dépourvus de l'action motrice spéciale que leur accordait Morgagni. Et lorsque les obstructions de ces ganglions produisent des hydropisies qui sont bien le résultat d'obstacles entravant la marche de la lymphe, c'est un effet des pressions exercées sur les absorbants par les vésicules engouées. Dans ces cas, l'organisme a recours à l'agrandissement des voies collatérales. C'est un fait que l'hydrotomie rend très sensible, lorsqu'elle s'applique à des corps atteints de phthisie pulmonaire. On voit alors dans une foule de points ces ganglions volumineux, bosselés, tendus, en partie réfractaires à l'eau, enveloppés dans un réseau d'absorbants volumineux qui les contournent en dehors et rétablissent entre les afférents et les déférents des communications interceptées dans l'intérieur de ces organes malades.

Ce qu'il nous reste à dire des absorbants de certaines parties et de certains organes complétera l'ensemble des faits bien démontrés par l'hydrotomie ou vus à l'occasion des recherches effectuées avec son secours.

TITRE III.

La présence des absorbants dans les villosités est admise, probable, mais non encore démontrée. — On a cru voir des villosités gorgées de chyle. — Facilités que nous donne le chien pour l'étude des villosités. — La contraction des villosités n'avait pas été observée, parce qu'on n'avait pas soupçonné toute la promptitude qu'il faut apporter à cette observation. — Combien il est nécessaire que ce phénomène soit étudié par un grand nombre d'observateurs. — Absorbants de la couche celluleuse hypodermique de l'intestin grêle gorgés de chyle. — Avantage d'étudier les absorbants des mésentères sur des animaux vivants : le chien et le cheval sont surtout favorables à cette étude. — Il y a un rapport direct entre la grandeur des renflements des absorbants et le volume des animaux.—Absorbants de l'estomac, de la rate, du foie.—Les absorbants à la racine des mésentères. — Lymphatiques du cordon spermatique. — Leur trajet; leurs anastomoses. —Derniers faisceaux lymphatiques de l'abdomen, croisant les veines émulgentes pour aller se jeter derrière l'aorte. — Lymphatiques de la matrice; procédés à suivre pour obtenir ces divers résultats. — Expérience en grand sur le cheval. — Examen du canal thoracique; diverses formes de son origine. — Lymphatiques des reins vus dans le même moment. — Suite de l'examen du canal thoracique. — Canal thoracique double. — Terminaison du canal thoracique. — Anastomoses qui unissent ce canal à la grande veine lymphatique. —Cette étude sur un cadavre de phthisique ; sur un cheval sain. — Indication précise donnée par Eustachio en 1563. — Particularités fournies par le chien, par le chat.—Tout établit que les absorbants sont les véritables moteurs de leurs liquides.

§ 113. — La présence des absorbants dans les villosités intestinales est un fait admis, quoique sa démonstration manque encore de toute l'évidence désirable. En quel nombre sont ces absorbants dans chaque villosité? Tout rend probable leur multiplicité. On a cité des villosités vues gorgées de chyle. N'a-t-on pas pris pour du chyle dans les villosités le chyle qui les baigne et les recouvre d'une couche laiteuse, épaisse? Ces points ne peuvent manquer d'être éclaircis dès qu'on connaîtra l'intérêt qui s'attache à l'observation de ces organes dans les conditions que nous avons indiquées. On ira certainement bien plus loin que nous, et le moment viendra avant peu où les villosités auront livré tous leurs secrets.

§ 114. — Le chien est, des animaux à notre disposition, le plus précieux pour ces études. On a parlé de ce qu'on avait vu sur des corps de suppliciés, mais le chien est toujours sous notre main, nous offrant bien mieux encore : nous pouvons le prendre dans tous les temps de la digestion, arriver à ses organes lorsqu'il vit encore ou lorsqu'il vient d'expirer. L'observation alors est aussi près de la vie qu'il se puisse faire, et, dans ces conditions seulement, le microscope nous montre les villosités telles qu'elles n'avaient pas encore été vues. Ce n'est pas qu'on n'eût ouvert beaucoup de chiens, examiné beaucoup de leurs villosités; mais ce qu'on ne savait pas, c'est la promptitude avec laquelle il faut procéder à cette observation. En 1825, au début de nos études médicales, nous avons eu l'occasion de suivre presque toutes les expériences de MM. Leuret et Lassaigne sur la digestion : le nombre en a été considérable; jamais les villosités n'ont été examinées immédiatement, parce que l'on ignorait l'importance de cette condition. Depuis que nous avons indiqué ce remarquable phénomène et le moyen si facile d'en être témoin, plusieurs auteurs nous ont fait l'honneur de nous citer; mais il n'est pas, que nous sachions, un anatomiste de l'une ou de l'autre médecine qui ait répété ces recherches. Ces acceptations sur parole nous sont moins agréables que ne l'eussent été quelques observations confirmatives lors même qu'elles auraient dépassé les nôtres, ce qui arrivera certainement. Ces détails ont pour but d'exciter les anatomistes, qui ont là un sujet du plus haut intérêt. Il faut que plusieurs esprits comme plusieurs regards passent sur un fait donné; la somme de progrès, de véritables découvertes dévolue à chaque homme est très limitée : on ne sait pas assez ce qu'elle coûtent de peines, ce qu'elles produisent de fatigue, et d'une fatigue qui exige que l'intelligence s'arrête. Il faut que des esprits plus frais, neufs pour une idée, en poursuivent le développement, sauf, ce qui a lieu le plus souvent, à s'arrêter à leur tour.

§ 115. — Nous ne saurions rien dire des formes qu'affectent les absorbants à la base des villosités; mais nous les retrouvons en canaux bien distincts dans la couche celluleuse hypodermique. Le peu d'épaisseur de cette couche chez les carnivores rend le chien moins propre à cette observation que l'homme et le cheval. Nous les avons bien vus, et gorgés de chyle, sur un homme très fort qui s'était brûlé la cervelle une heure ou deux après un repas. Dans cette couche épaisse, transparente, on voyait un grand nombre de ces vaisseaux rendus opaques par le chyle qu'ils contenaient. Le cheval réunit toutes les conditions désirables pour des expériences sur ce point; la couche celluleuse hypodermique de son intestin grêle atteint facilement par l'infiltration de 10 à 12 millimètres d'épaisseur. Ces circonstances n'échapperont pas à l'attention des anatomistes vétérinaires, dont le talent est à la hauteur des richesses de leur science.

§ 116. — En dehors de l'intestin hydrotomisé de l'homme, du cheval et même du chien, entre le péritoine et la musculeuse si intimement unis, l'œil seul suit sans peine les troncs absorbants; il les voit se rassembler au bord adhérent de l'intestin et pénétrer dans les mésentères. Nous n'avons rien à ajouter à ce qu'on sait du trajet de ces vaisseaux dans les replis péritonéaux; nous dirons seulement que leur examen pendant la vie a un intérêt qui explique comment Aselli s'en est tenu à ces conditions; on ne se lasserait pas de voir et de revoir des mésentères de chien, mais surtout on n'observe pas assez, ou plutôt les anatomistes de l'homme n'observent jamais, à leur grand détriment, les mésentères ou de l'intestin grêle, ou des mésocôlons du cheval. Les premiers surtout, très longs, souvent maigres, montrent ces vaisseaux bien cylindriques et régulièrement coupés sur leurs étranglements. Ce spectacle, malheureusement, est de courte durée: les tissus se rétractent, perdent leur transparence, et le vague, la confusion, puis une obscurité réelle, succèdent à la netteté, à l'harmonie qu'on avait sous les yeux. Les méthodes artificielles sont nées de ces conditions. L'hydrotomie, plus qu'aucune de ces méthodes, ramène les vaisseaux de ces parties à un état très voisin de la nature.

§ 117. — La longueur de la partie renflée des absorbants dans les mésentères a en général un rapport constant avec la grandeur des animaux. C'est sur le cheval que les renflements se montrent les plus grands; sur le chat ils sont très courts et se rapprochent de la forme vésiculeuse qui sera si nette ailleurs. Tout a été suffisamment dit sur les absorbants des intestins, du rectum au pylore, sur leurs anastomoses entre eux et avec ceux des parties environnantes, sur leurs rapports avec les ganglions, etc. Mais l'hydrotomie seule peut montrer tous ces détails dans leur ensemble et avec cette facilité qui étonnera pendant longtemps.

§ 118. — Les absorbants de l'estomac, nombreux sur les deux courbures, le sont surtout à la grande, et tout le long de cette ligne on trouve une série de petits ganglions qui reçoivent en nombre infini les absorbants de l'estomac et ceux du bord gastrique du grand épiploon. On trouve souvent, après l'hydrotomie, un très gros absorbant jeté en cravate sur le cardia et rejoignant les ganglions de la petite courbure. Perrault l'a rencontré dans l'examen d'une autruche et bien représenté dans ses planches. La coupe perpendiculaire de toutes les tuniques de l'estomac du cheval fait voir dans la couche celluleuse hypodermique de la moitié droite des absorbants souvent d'un volume considérable.

§ 119. — Les lymphatiques de la rate et du foie se montrent certainement sous un jour tout nouveau par leur nombre prodigieux. — Il nous est impossible de ne pas croire que de pareils faits présagent de prochaines découvertes. — Le réseau superficiel de la rate est bien plus abondant chez le cheval que chez l'homme et le chien; pourquoi cela?

§ 120. — Les lymphatiques du foie, extrêmement nombreux aussi, mais plus encore dans la scissure de la porte qu'ailleurs, sont très remarquables chez le chien et le chat; c'est là que chez ce dernier ils ont cette forme si régulièrement vésiculeuse que nous avons indiquée.

§ 121. — Le foie de l'homme, plus compacte, plus ramassé, cache davantage ses absorbants au fond de sa grande scissure; il faut diviser la lame antérieure de l'épiploon hépato-gastrique pour les apercevoir nettement; mais alors l'œil est frappé de leur richesse. On n'a point oublié que nous avons cité le foie comme l'une des quatre glandes dont l'hydrotomie des lymphatiques se sert avec avantage du canal excréteur. La manière dont le canal cholédoque s'ouvre dans l'intestin grêle, la grandeur de son orifice, même chez les petits quadrupèdes, indiquent assez de quelle manière on devra procéder en pareil cas. La canule hydrotomique, introduite par le pore biliaire, n'a pas même toujours besoin d'être fixée par un fil; la ligature est cependant plus sûre lorsqu'on a l'intention de poursuivre l'expérience jusqu'au bout. Le voisinage du canal de Wirsung, ses rapports avec le cholédoque montrent aussi qu'un procédé tout analogue devrait être employé pour l'injection aqueuse des absorbants du pancréas.

§ 122. — La racine des mésentères de l'intestin grêle est chez tous les animaux un aboutissant bien connu des vaisseaux de la portion abdominale du tube digestif. Dans les études hydrotomiques il ne faut pas se hâter de diviser les lames péritonéales. Le regard doit profiter de leur transparence pour parcourir cette volumineuse infiltration, qui ne semble d'abord parcourue que par des filaments, mais où bientôt on découvre d'innombrables absorbants. Parfois de petits ganglions suspendus dans cette gelée limpide se prêtent à l'observation de la manière la plus originale. Dans l'homme, il faut finir par diviser avec ménagement la lame supérieure du mésocôlon transverse, relever l'estomac, abaisser l'intestin, et l'on reste ébloui par la profusion de ces organes, dont le nombre surprend moins que cet ordre merveilleux au milieu de tant d'objets. Peu à peu on se rapproche des gros vaisseaux, et l'on voit la veine cave et la veine porte enlacées à l'envi par ces absorbants ; enfin, un enlèvement méthodique des côlons ascendants et descendants conduit aux lymphatiques de l'un et l'autre rein, nets, distincts, abondants, comme ceux de tous les viscères glanduleux, et à ceux des glandes séminales, que nous signalerions si tout n'était à signaler dans cette question.

§ 123. — Il y a longtemps que l'on a mentionné considérable le nombre des lymphatiques qui reviennent des glandes spermatiques ; mais on était certainement resté au-dessous de la vérité dans cette évaluation : arrivés dans l'abdomen, ils se dissocient méthodiquement et nous offrent un des beaux exemples de la pratique des anastomoses, aussi complètes pour ce système que pour le système vasculaire sanguin ; des rameaux redescendent dans le bassin, où ils vont s'unir à des absorbants du rectum ; d'autres, à diverses hauteurs, se jettent dans des ganglions lombaires ; d'autres enfin, plus postérieurs, s'anastomosent avec les lymphatiques superficiels et inférieurs du rein. La délicatesse de ces vaisseaux dans le chien et le chat est inexprimable ; ceux du dernier sont des traînées de vésicules d'une transparence sans égale.

§ 124. — Enfin cet examen, par déplacements, par enlèvements, conduit à l'aorte et à la veine cave démasquées tout à fait ; là les troncs sont beaucoup plus volumineux, mais toujours nets et exempts de confusion ; deux gros faisceaux, résumant les vaisseaux de droite et de gauche, se voient de chaque côté et croisent la veine émulgente correspondante ; le faisceau de gauche s'est toujours montré plus considérable que celui de droite ; les uns et les autres traversent les derniers ganglions avant de se jeter derrière l'aorte, où ils constituent les origines immédiates du canal thoracique.

§ 125. — Les lymphatiques de la matrice méritent aussi

d'être signalés; nous exposerons ce qui les concerne en nous occupant de l'hydrotomie de cet organe.

§ 126. — Pour voir, pour obtenir ce que nous venons d'indiquer des viscères contenus dans l'abdomen, il suffit souvent d'agir sur la masse entière de ces parties, par l'aorte et les artères crurales, surtout sur les petits animaux, chien, chat, lapin; plus souvent on limitera l'action de l'eau pour en augmenter la puissance, et alors aussi on bornera le cercle de ses recherches. Si cependant on désirait faire cette expérience sur tous les viscères abdominaux d'un gros animal, du cheval, par exemple, il n'y aurait qu'à proportionner les moyens hydrotomiques à l'ampleur de ces organes : un fort conduit de cuir, partant d'un robinet de gros calibre, et arrivant dans l'aorte thoracique, remplirait ces conditions, et l'on aurait, en effet, des résultats considérables. Cette expérience, qui sera si simple dans les écoles vétérinaires, nous l'avons faite dans des abattoirs, et le spectacle qu'elle nous a donné a toujours compensé la peine qu'elle coûte dans des lieux où rien n'est approprié à ce genre de travaux, et où nous trouvions des aides pleins de bonne volonté, mais sans aucune habitude de ces sortes de manœuvres. La rate du cheval, avec tous ses rapports, offre à elle seule l'aspect le plus surprenant.

§ 127. — Pour l'examen du canal thoracique nous préférons l'attaquer par derrière. Pour cela, la poitrine et le ventre étant convenablement ouverts, nous en extrayons tous les viscères en une seule masse, en ayant soin de raser les os le long du rachis. Vers le haut, nous séparons également les parties cervicales antérieures des vertèbres; nous les laissons adhérentes aux organes de la poitrine, puis nous couchons tous ces organes sur la face antérieure. Au niveau des septième et huitième vertèbres dorsales, nous cherchons le canal thoracique entre la veine azygos et l'aorte, et nous le découvrons dans une étendue de 2 à 3 centimètres. Une petite incision nous permet d'y introduire une canule exploratrice; dirigée vers le cœur, elle distend aussitôt le canal dans toute son étendue, et l'œil et le doigt peuvent le suivre sans aucune dissection préalable. Nous verrons tout à l'heure que cette eau, qui suit le cours de la lymphe, et que rien ne gêne dans sa marche, arrive librement dans la sous-clavière gauche ; cependant elle n'a pas coulé pendant sept à huit minutes, qu'on voit s'injecter plusieurs des lymphatiques afférents au canal, et même cette injection traverser les premiers ganglions et en distendre les afférents.

§ 128. — Ce que nous avons dit précédemment des injections pratiquées sur les corps morts, nous dispense de répéter que nous ne tirons aucune induction physiologique de ces faits ; mais ils ont, au point de vue des investigations anatomiques, un intérêt qui veut qu'on les signale. Pendant que l'eau, réglée d'ailleurs par les robinets, marche vers le haut, on isole peu à peu tout le canal, on le débarrasse du tissu graisseux qui l'enveloppe toujours abondamment, et en quelques minutes on l'a complétement à découvert ; et alors toutes ses particularités de forme, de grosseur, de partage, de réunion, apparaissent, aussi bien que ses rapports avec ses afférents, avec l'aorte, avec l'œsophage, avec le ganglion cervical inférieur gauche. Cet examen achevé, on retourne la canule, on la fixe de nouveau, et peu à peu on laisse arriver l'eau. Avec presque autant de facilité que dans le premier cas, le canal se distend sous la forme d'une masse confuse masquée en partie par les piliers du diaphragme et par diverses lames aponévrotiques ; la dissection en est également instantanée, sans aucune crainte de blesser les vaisseaux, guidé que l'on est par leur tension. Ici encore l'eau ne se borne pas à forcer un grand nombre de valvules, elle traverse des ganglions et se retrouve fort au delà de ces derniers.

§ 129. — Cette préparation ne demande guère plus de temps pour être complète qu'il ne nous en faut pour l'exposer, et il ne reste plus qu'à bien envisager cet important canal très constant dans certaines de ses dispositions, très variable dans quelques autres. Si nous le suivons de la région lombaire au cou, nous voyons son origine donner raison à toutes les descriptions qui en ont été faites, parce que chacune a pris pour type ce que son examen lui montrait. Cette origine offre deux dispositions principales, ou plutôt exclusives : dans l'une il y a réservoir lombaire, le canal commence par une dilatation manifeste, souvent considérable, triangulaire, à base inférieure ; c'est à cette base qu'arrivent les derniers troncs de la région lombaire, au nombre de quatre, cinq, six, volumineux, flexueux, plus volumineux à gauche qu'à droite. Ils n'arrivent pas tous directement de bas en haut ; quelques uns arrivent très obliquement, quelques uns même en travers. Dans l'autre disposition, il est difficile de reconnaître un réservoir, un renflement lombaire ; les troncs lombaires se continuent avec le canal thoracique, insensiblement, tout à fait comme on l'observe pour deux ou trois absorbants ordinaires, se réunissant en un vaisseau plus volumineux. Le volume de ces troncs et leurs flexuosités sont toujours considérables. Il nous est arrivé de rencontrer avec le renflement lombaire inférieur, un autre renflement qui partait de la partie droite et inférieure du canal thoracique, se plaçait derrière le pilier correspondant du diaphragme, et recevait, à travers les faisceaux de cette masse musculaire, de gros troncs lymphatiques appartenant plus particulièrement au foie. On trouvera ces trois dispositions reproduites dans nos planches.

§ 130. — Pendant tout cet examen, n'oublions pas que l'eau coule toujours, que nous en réglons la marche avec le robinet correspondant à la canule fixée dans le canal thoracique. Écartant avec ménagement les parties d'où émergent les troncs qui arrivent à cette origine du canal, nous pouvons voir à quelle distance, de proche en proche, se propage l'injection des absorbants, avec l'infiltration si favorable du tissu cellulaire, avec la pénétration des ganglions. C'est avec cette pièce sous les yeux qu'on peut constater que les gros troncs absorbants, soit en se réunissant entre eux, soit en s'abouchant avec le canal thoracique, ont généralement leurs orifices en dehors de l'axe soit du tube, si c'est la forme cylindrique, soit de l'ampoule, si c'est la forme vésiculeuse.

§ 131. — C'est encore lorsqu'on examine une semblable pièce qu'il est convenable de placer une canule dans l'extrémité la plus reculée de chaque uretère, et de faire ainsi l'hydrotomie des reins par les canaux excréteurs. Il faut moins de deux minutes pour que les absorbants sortent abondamment de ces glandes, absorbants profonds, absorbants superficiels. On écarte quelques lames aponévrotiques, quelques faisceaux des psoas, et l'on découvre, vus par leur face vertébrale, le paquet des vaisseaux émulgents, et les absorbants, naturellement les plus postérieurs, sont là les plus superficiels. Leur nombre, leur forme, leur trajet, leur arrivée dans les ganglions, leurs rapports avec ces racines que nous injectons directement de haut en bas, sont autant de détails d'une évidence qui ne laisse rien à désirer. Quelque spectateur de ces effets ne manque jamais de s'écrier : Quel malheur qu'on ne puisse pas conserver cela ! Pourquoi ce regret, lorsque la chose que vous regardez avec tant d'intérêt, que vous croyez importante, est une des choses les plus faciles à produire.

§ 132. — De son commencement, plus ou moins bien déterminé, et que l'on trouve au niveau des deux dernières vertèbres dorsales, le canal thoracique monte, avec son plus grand diamètre, légèrement flexueux, et au moment où l'œsophage quitte le côté droit de l'aorte pour se placer devant elle, il résulte de l'agencement de ces deux organes une rainure profonde, oblique de bas en haut et de droite à gauche : c'est dans cette rainure que monte le canal en passant obliquement de droite à gauche, débouche au côté gauche de l'œsophage après avoir décrit son arc, s'être appuyé sur le ganglion cervical inférieur du grand sympathique, et enfin s'ouvre dans le point bien connu des veines, l'angle que forment par leur rencontre la veine sous-clavière et la veine jugulaire profonde. C'est pendant son trajet oblique devant le rachis que le canal a son plus petit diamètre : il augmente ensuite peu à peu jusqu'à sa terminaison. Les troncs pectoraux que le canal reçoit dans les quatre cinquièmes inférieurs, sont assez variables quant à leur nombre :

ils atteignent le canal presque toujours très obliquement et plus souvent en arrivant de haut en bas que de bas en haut. Quelques uns de ces troncs sont très gros; il sont ordinairement très repliés sur eux-mêmes, et l'injection forme de tout cela une masse pampiniforme dont le toucher étonne sous les lames aponévrotiques; mais la pince et les ciseaux ont bientôt fait la lumière dans ces enlacements, au milieu desquels les ganglions injectés occupent une place importante. Il est commun d'observer la bifurcation de ce canal, puis sa réunion en un seul tube, 2 ou 3 centimètres plus loin, et cela plusieurs fois sur un même sujet.

§ 133. — Une seule fois dans nos recherches, qui, sur ce point, se sont adressées à plus de vingt cadavres, une seule fois nous avons rencontré le canal bien double sur l'homme. Nous pouvons dire que c'était une exagération de la disposition précédente. Dans le cas que nous avons observé, le canal de gauche s'était séparé du principal, peu après son origine, s'était jeté à gauche en passant derrière l'aorte, s'était placé au côté gauche de cette grosse artère, et s'était réuni au canal de droite, à l'instant où ce dernier s'était trouvé sur son trajet. Ces deux canaux étaient à peu près égaux en diamètre, mais chacun d'eux très inférieur à ce qu'est le canal unique. Le point le plus élevé de la portion du canal reçoit des branches dont on peut établir les rapports anastomotiques avec les troncs lymphatiques de droite. C'est sous l'arc du canal thoracique et en manière de corde que se trouve cette grosse et courte branche qui forme l'insula de Haller. Nous avons toujours trouvé cette branche, parfois elle était double, et dans un cas quadruple, comme l'indiqueront nos planches.

§ 134. — La manière dont se termine le canal thoracique est digne d'attention : il se replie sur lui-même, devient plus noueux, les étranglements se rapprochent, et là surtout on voit les orifices s'écarter de l'axe des renflements. Tout, en un mot, semble établi pour gêner la marche des liquides charriés. Les troncs venant du cou abondent : ils s'ouvrent tous dans les derniers renflements, plus souvent dans le dernier. Les derniers ganglions de ces lymphatiques sont eux-mêmes appliqués sur cette terminaison du canal et les vaisseaux qui en partent pour s'ouvrir dans ce dernier sont extrêmement courts. Il faut l'hydrotomie pour montrer que cette confusion est pleine d'ordre.

§ 135. — La position de l'orifice dans les veines a été bien indiquée : un peu en avant de l'angle rentrant des veines sous-clavière et jugulaire interne. Nous l'avons vu deux ou trois fois s'éloigner de cet angle, mais dans chacun de ces cas il s'ouvrait directement dans la veine jugulaire interne, à quelques millimètres au-dessus de sa terminaison habituelle. Sur un sujet où cette disposition était plus prononcée, les valvules qui ferment la jugulaire interne à sa partie la plus inférieure, étaient à 2 centimètres dans l'intérieur de la veine. Plusieurs de ces détails ont été bien vus et bien indiqués. Il n'en est pas de même de la forme de l'orifice du canal dans les veines. Il est toujours nettement circulaire et limité par un cercle fibreux très fort. Ses deux valvules sont souvent là fermant cette ouverture ; d'autres fois elles sont plus profondément, et il y a là une sorte de crypte très marquée. Dans le premier cas, il est ordinaire de trouver au fond de cette crypte non seulement l'orifice du canal thoracique, mais celui d'un ou de deux des gros troncs qui convergent vers ce point. Dans le second cas, ces dispositions se retrouvent dans le dernier renflement du canal. Jamais, jusqu'à ce jour, nous n'avons rencontré la terminaison multiple du canal thoracique dans la sous-clavière, fait cité par plusieurs anatomistes.

§ 136. — Pour observer hydrotomiquement les diverses particularités qui se rattachent à la terminaison du canal thoracique, on peut procéder de trois manières : la première est celle que nous venons d'exposer, et qui embrasse l'étude de tout ce canal ; la seconde consiste, d'une part, à tout disposer du côté du cou pour mettre à découvert le point où arrive ce canal (enlèvement de la peau, du peaucier, du sterno-cléido-mastoïdien, de l'omoplat-hyoïdien et de la clavicule elle-même) ; de l'autre, après avoir largement ouvert la poitrine, coupé les 3e, 4e, 5e, 6e et 7e côtes de droite à peu de distance de leur extrémité rachidienne, à découvrir le canal thoracique entre l'azygos et l'aorte et à y placer une canule. Dès que l'eau marche, on voit se gonfler la fin du canal, et bientôt aussi s'injecter tous les rameaux qui y aboutissent. Après l'examen des détails extérieurs aux veines, on ouvre celles-ci avec méthode, on soulève le lambeau que l'on a formé, et le jet de l'eau n'indique pas seulement la position de l'orifice ; il permet d'en observer toutes les dispositions. Le troisième procédé possible pour cette étude, le plus simple, mais qui ne peut être mis en usage que lorsqu'on a vu fréquemment par les deux autres, ne diffère du précédent qu'en ce qu'il ne va pas chercher le canal thoracique dans la poitrine. On se contente alors de faire au cou ce que nous avons indiqué plus haut et enfin, une petite incision étant pratiquée en un point du canal, on y introduit une petite canule exploratrice, ou, sans toucher au canal, on ouvre les veines et on dirige la canule par l'orifice même du canal.

§ 137. — Nous avons déjà rappelé les anastomoses qui unissent le canal thoracique ou quelques uns de ses troncs afférents au système de la grande veine lymphatique droite. Les anastomoses sont si constantes, si considérables, qu'il est rare que l'injection du canal thoracique ne distende pas la grande veine lymphatique droite et les troncs qui convergent vers son embouchure. Ce point étant découvert, comme le côté gauche, il est également facile, après avoir ouvert les veines, d'introduire une petite canule exploratrice dans l'orifice lymphatique.

§ 138. — Nous ne saurions assez répéter combien toutes ces préparations sont faciles. En voici un exemple : Cet été, l'école de Paris avait donné pour sujet de l'un de ses concours la préparation du canal thoracique. L'un des candidats ayant entendu parler de nos recherches sur le système absorbant, nous pria de lui indiquer quel secours il pourrait recevoir de l'hydrotomie pour le travail qu'il allait entreprendre. Nous lui répondîmes : « La meilleure des explications est une expérience faite

» sous vos yeux ; vous avez un cadavre, je ferai devant vous ce » que j'exécute deux et trois fois par semaine pour moi-même. » Le cadavre dont disposait notre jeune confrère était celui d'un sujet d'une vingtaine d'années. L'ouverture des cavités splanchniques nous montra dans le thorax tous les désordres d'une pleuro-pneumonie tuberculeuse. L'extraction méthodique de tous les viscères demanda plus de soin, plus de temps ; nous fîmes remarquer pourquoi on ne pouvait guère confier cette opération à des aides. Nous arrivâmes à nos fins. La pièce fut étendue sur une table de la manière que nous avons indiquée plus haut; trouver le canal, l'ouvrir avec précaution, y introduire une canule, rendre évidentes les dispositions précédentes, tout cela fut l'affaire d'un instant. Presque tous les ganglions étaient farcis de tubercules ou d'abcès tuberculeux ; ils nous donnèrent l'occasion de faire remarquer les beaux réseaux qui contournent les organes malades et font survivre sans doute la marche du chyle à sa dépuration.

§ 139. — Nous étions au milieu de nos recherches sur le cheval ; nous proposâmes à notre jeune confrère d'en voir le canal par la même méthode : il accepta. Le lendemain nous procédions absolument de même sur cet animal et avec le même succès. De tous points le canal thoracique du cheval a la plus grande analogie avec celui de l'homme; son étude démontre combien, sous le titre de *vena alba equorum*, la description qu'en a faite Eustachio, en 1565 est près d'être complète. « Itaque in » illis animantibus ab hoc ipso insigni trunco sinistro juguli, » qua posterior sedes radicis venæ internæ, jugularis spectat, » magna quædam propagæ germinat, quæ præterquam quod » in ejus origine ostiolum semicirculare habet, est etiam alba, » et aquei humoris plena, nec longe ab ortu in duas partes scin- » ditur, paulo post rursus coeuntes in unam, quæ nullos ramos » diffundens, juxta sinistrum vertebrarum latus, penetrato » septo transverso, deorsum ad medium usque lumborum » fertur, quo loco latior effecta, magnamque arteriam cir- » circumplexa, obscurissimum finem, mihique adhuc non

» bene, perceptum obtinet. » On s'étonne à bon droit qu'une pareille découverte n'ait pas eu plus de suite entre les mains d'Eustachio, l'un des anatomistes les plus pratiques de son époque. Nous devons ajouter que ce canal, d'ailleurs très volumineux, est remarquable par la régularité de ses valvules. Dans les trente derniers centimètres, on en trouve quatre paires symétriquement espacées; la dernière existe à quelques lignes de son orifice. C'est sur le cheval qu'il serait peut-être possible, pendant la vie, de mettre cet orifice à découvert, après s'être rendu maître du sang, et de constater comment se fait la sortie du chyle : s'il s'écoule en nappe, ou si, comme nous sommes porté à le croire, il est lancé par petits jets.

§ 140.— Le réservoir lombaire du chien est le moins contestable de tous; il est grand, parfois biloculaire, et le pilier droit du diaphragme, en quelque sorte à cheval sur lui, nous montre un renflement dans l'abdomen et l'autre dans la poitrine. Les membranes qui le séparent des vertèbres sont très minces, et lorsqu'on enlève les viscères en masse pour les études par la face rachidienne, il faut les plus grandes précautions pour ne pas l'entamer. A sa partie supérieure et à droite, il nous présente un mode d'anastomose avec la grande veine lymphatique très simple dans ses complications : un gros ganglion reçoit les lymphatiques du poumon droit et du cœur, puis fournit des déférents dont les uns descendent vers le canal thoracique gauche, tandis que les autres montent vers le canal thoracique droit. (Voir les planches.)

§ 141. — Le chat est l'animal le plus commode pour observer la forme vésiculeuse des absorbants. Une canule placée dans la partie inférieure de l'aorte thoracique et dirigée vers le cœur permet qu'après moins de six ou sept minutes on découvre l'abouchement des canaux thoraciques dans les veines. Rien ne peut donner une idée de l'élégance de ces vaisseaux, véritables perles, tantôt toutes du même volume, tantôt décroissant, avec une incroyable symétrie, du ganglion qu'ils quittent au ganglion qu'ils atteignent.

§ 142. — Maintenant que nous avons étudié le système dans ses dispositions essentielles, il nous semble de nouveau hors de doute qu'il faut chercher les causes du mouvement du chyle et de la lymphe dans les vaisseaux eux-mêmes ; que tout établit l'indépendance de ce système, et, que dans ses rapports avec l'appareil sanguin, il ne reçoit aucun secours de ce dernier, qui lui doit peut-être, au contraire, une impulsion efficace ; et nous rechercherons plus tard si l'affluence de la colonne lymphatique, plus considérable dans les veines du côté gauche, ne se rattache pas à une considération de cette nature.

CHAPITRE HUITIÈME.

Étude hydrotomique du système glandulaire.

TITRE Ier.

Un coup d'œil sur l'histoire du système glandulaire. — Les véritables recherches sur ce point remontent au dix-septième siècle. — Découvertes de plusieurs canaux excréteurs; puis de plusieurs glandes. — Malpighi montre ce que c'est qu'une glande et la définit. — Ruysch accepte cette doctrine, puis la combat. — Boerhaave se prononce pour Malpighi, et signale les inconvénients inhérents aux injections. — Les disputes recommencent. — Les idées de Ruysch l'emportent. — Haller les partage. — L'exhalation est inventée pour expliquer les sécrétions dont on ne peut découvrir les glandes. — Retour aux idées de Malpighi dans notre siècle. J.-F. Meckel. — J. Müller. — Henle. — Nos glandes par projection sont une conséquence du principe posé par Malpighi.

§ 143. — Nous pouvons dire encore que cette vaste question du système glandulaire est toute moderne. Jusqu'au milieu du XVIIe siècle elle n'est que confusion et obscurité. Si quelques unes des glandes, bien connues dans leurs parties principales, sont appréciées d'une manière exacte dans leurs usages, au plus grand nombre, mal connues, on attribue des fonctions moins que secondaires : le pancréas soutient les vaisseaux spléniques et forme un coussin qui éloigne l'estomac de la colonne vertébrale ; d'autres remplissent les vides que laissent entre eux des organes plus importants, etc.; enfin beaucoup de glandes sont tout à fait ignorées. Ce sujet ne pouvait rester en dehors des travaux qui ont fait de ce XVIIe siècle la plus grande époque anatomique, et Sténon a pu dire avec justice, en 1664 : « Multum itaque huic seculo debent glandulæ, quod ut in earum » indaganda natura diligens fuit, ita in honore restituendo » felix. »

§ 144. — Le progrès sur ce point commence par la découverte de canaux excréteurs. Celle de Wirsung, en 1642, qu'elle soit spontanée ou qu'elle se partage entre l'élève et son maître Hoffmann, fut la plus importante et provoqua toutes celles du même genre qui la suivirent. Les voies digestives surtout sont alors un champ sur lequel s'entassent les travailleurs : on doute que le pancréas et les glandes salivaires soient les seules sources de cette prodigieuse quantité de liquide qui remplit l'estomac et les intestins; Pechlin, Brunner, Wepfer, Peyer, Perrault lui-même, mettent hors de doute les glandes de l'estomac, surtout sur certains animaux, le castor, l'autruche, et l'un d'eux dit, avec une grande hardiesse pour cette époque : « *L'estomac n'est » qu'une glande.* » Nous avons déjà rappelé ce qu'on trouve dans les intestins. Les glandes salivaires sont examinées avec un grand soin ; Sténon attache son nom au canal excréteur de la parotide, Nuck fait connaître la glande sous-massétérine du chien, etc.

§ 145. — Toutefois ces travaux de détails, d'ailleurs si utiles, ne dissipaient que bien incomplétement l'obscurité qui enveloppait encore la nature de ces organes. La qualification de *parenchyme*, aussi vague que l'idée que l'on voulait exprimer, suffit encore à comprendre le tissu serré, plein de vaisseaux, dont la profusion semble un tout inextricable. Un seul homme ne désespère pas de trouver le mot de cette énigme, il le demande à la plus volumineuse, à la plus dense des glandes, au foie, et un jour, aux longues dissertations il substitue ces quelques mots, véritable éclair du génie anatomique : *Glandula simplicissima est membranula cava, cum emissario.* Malpighi démontre ensuite que la glande hépatique, malgré son volume, n'est qu'une agrégation de petits grains, que chacun d'eux (*acini*) est formé par cette membranule cave qui est la glande, parce qu'elle est le tissu particulier qui jouit de la mystérieuse propriété de la transformation et de l'élimination, les seuls actes auxquels se rapporte jusqu'à ce jour tout travail glandulaire ; et qu'autour de cette membranule viennent s'étendre les réseaux vasculaires et les racines des excréteurs. Malpighi ne s'arrête pas là. Il démontre que la substance grise de l'encéphale est une glande; il trouve dans la rate les corpuscules si curieux qui en sont certainement les organes les plus importants; dans les reins, aux découvertes de Bellini, son émule, à celles de Ferrein, il ajoute ces glandes si singulières, si évidentes, qu'une pièce artificielle du musée de l'École de Paris représente, très à tort, comme des pelotonnements de vaisseaux sanguins; enfin il achève cette série de travaux en déclarant avec conviction que tous les viscères ne sont que des glandes.

§ 146. — Cette doctrine n'était accessible qu'aux hommes d'un savoir véritable; elle étonna les uns et blessa les autres. L'esprit humain a souvent la faiblesse de ne pas pardonner les découvertes faciles qui se sont jouées de ses propres efforts. Ruysch fut cependant parmi les grandes autorités contemporaines, l'une de celles qui se rallièrent d'abord à l'opinion de Malpighi; plus tard il s'en sépara, la combattit et professa « que l'involucre des glandes est une partie passive dans l'acte » sécrétoire, tandis que les vaisseaux sont les parties agissantes, » en vertu d'une force inexplicable qui leur a été donnée par » la nature; que la disposition des vaisseaux varie d'une ma» nière incroyable dans les diverses parties, et qu'elle est ap» propriée à des actions différentes. » Ce changement du grand anatomiste hollandais s'appuyait sur les injections qu'il pratiquait avec un bonheur que personne n'a dépassé depuis.

§ 147. — Vainement Boerhaave se fit le défenseur de Malpighi, et du même coup accepta sa doctrine et fit des injections artificielles de Ruysch une critique pleine de raison : « Vous » dites que vous ne voyez pas les organes de Malpighi, et vous » ne songez pas que vous employez, pour les voir, un moyen » qui doit vous les cacher. Vos injections, en effet, ne se bor» nent pas à s'engager en même temps dans tous les conduits » sanguins, ce que ne fait pas le sang pendant la vie; mais,

» bien plus, vous distendez chacun d'eux bien au delà de ce » qui est naturel, et non seulement votre œil ne peut plus rien » apercevoir au milieu d'eux, mais encore tous les petits or- » ganes disparaissent sous leur pression. » Cet argument avait une valeur incontestable ; il ne fut pas réfuté. Il résume toute la lettre de Boerhaave, comme toute celle de Ruysch est dans le juste orgueil qu'il puisait dans des injections que le monde entier admirait et que chacun s'efforçait de reproduire. Aussi, et de nouveau, les esprits se partagent, les disputes se ravivent et ramènent la confusion. Les observations superficielles abondent; les concours serviles ou maladroits s'empressent autour de Ruysch, et l'admirable découverte de l'anatomiste bolonais arrive, sous la plume de quelques ignorants, à ne plus être qu'une grossière erreur qui a trouvé la preuve du nouvel organe dans la *matière tuberculeuse*, *athéromateuse*, *stéatomateuse*, etc., etc., que l'on rencontre souvent dans le foie, la rate, le cerveau, le péricarde, etc. La poésie des désœuvrés s'en mêle, et quelques livres du temps sont émaillés de distiques protestant contre la prétention qui veut abaisser le cerveau, les poumons, la rate, à n'être que des glandes.

§ 148. — Ces attaques affectèrent vivement Malpighi; il n'y répondit pas cependant, mais consacra les dernières années de sa vie à revoir ses travaux, et écrivit les pages intéressantes que nous possédons sous le titre d'œuvres posthumes. Le triomphe de Ruysch fut complet, et assuré par une longévité exceptionnelle qui le laissa maître de l'opinion bien des années après la mort de son rival.

§ 149. — Haller ne fut pas l'un des partisans les moins exclusifs des idées de Ruysch ; et tandis que d'une main il confesse tout ce que cette question a d'obscur, de l'autre, il prolonge involontairement ce fâcheux état de la science en anéantissant d'un trait de plume des découvertes intéressantes. C'est ce qu'il fit pour le travail de Galeati sur les glandes en tubes de l'intestin. Ne pouvant méconnaître les orifices dont est criblée la surface libre du gros intestin, il n'y voulut voir que des pores affectés à l'exhalation. Toute la fin du dernier siècle et le commencement de celui-ci sont restés soumis aux idées de Ruysch, idées faciles d'ailleurs, puisqu'elles admettent la sécrétion là où les glandes sont assez volumineuses pour ne pas être contestées, et ont inventé l'exhalation pour les points où les glandes leur échappent.

§ 150. — La réaction salutaire qui soustrait peu à peu les esprits au despotisme des injections, ne date guère que d'une trentaine d'années; elle est un hommage rendu à la merveilleuse sagacité de Malpighi, hommage encore incomplet, mais que complétera un prochain avenir, tant est près de la vérité la voie dans laquelle on marche généralement. J. Müller, qui définit la glande *« une dépression de la membrane muqueuse,»* fait un grand pas vers Malpighi, mais un pas insuffisant. Cette définition reconnaît la vésicule malpighienne; mais elle a la forme de la dépression du tégument. C'est une erreur qui nous semble ressortir incontestablement de l'étude que nous avons faite de la structure des tuniques gastro-intestinales à l'aide de l'hydrotomie, et qui n'a eu que le mérite de coordonner, d'asseoir et de rendre évidents une foule de faits déjà vus, mais toujours contestés, tant la vérification en était difficile. Les glandes épidermiques de l'estomac et des intestins ne peuvent être des dépressions de la membrane muqueuse, puisque la partie essentielle de cette membrane est au-dessous d'elles, les supporte. Mais bien plus, admettons pour un instant, ce que nous établirons plus tard, admettons que le corps thyroïde soit une glande, la rate une glande, puisqu'il n'y a dans ces cas aucune communication avec les surfaces tégumentaires, on ne saurait dire qu'elles sont des dépressions de la peau ou de la membrane muqueuse.

§ 151. — La définition de J. Müller est celle de J.-F. Meckel, et ce dernier ne l'a pas émise, qu'il est frappé de son impuissance à rallier les organes qu'elle doit embrasser. Après avoir tout réuni pour la rendre complète, le savant anatomiste s'aperçoit qu'elle ne peut comprendre ni l'estomac, ni le canal intestinal. Quant à tout le groupe de glandes qui, n'arrivant pas aux téguments, ne sauraient être considérées comme une dépression, on aplanit la difficulté en créant pour elles la catégorie des *glandes imparfaites*. Pourquoi inparfaites? En quoi la rate est-elle imparfaite? Le thymus imparfait! Cette objection, quelques auteurs l'ont prévue, et ils ont préféré appeler du nom de *vasculaires sanguines*, les glandes qui sont dépourvues de canaux excréteurs apparents. Cette appellation de vasculaires sanguins éveille le désir de connaître les considérations anatomiques et physiologiques sur lesquelles elle repose. Les demandons-nous à M. le professeur Henle, il nous répond : « Les organes compris sous cette dénomination » ont cela de commun que leur structure intime et leurs fonc- » tions sont encore *totalement ignorées*. »

§ 152. — Le même professeur nous semble bien plus dans le vrai lorsqu'il dit : « Je regarde comme l'élément morpholo- » gique du tissu glandulaire les vésicules qui viennent d'être » décrites, et auxquelles je donnerai le nom de *vésicules glan-* » *dulaires*. En s'accumulant, s'arrangeant suivant des types » divers et s'ouvrant les unes dans les autres, elles donnent » naissance aux glandes composées. » Si, à ce passage, qui n'est qu'un retour entier à la définition et aux idées de Malpighi, nous ajoutons cette autre remarque, d'ailleurs fort sage, de M. Henle, et que contenait implicitement la pensée de l'anatomiste du XVIIe siècle : « Dans un organe qui a pour destination » de sécréter, la substance sécrétante est la chose essentielle, » et la manière dont le produit sécrétoire est amené au dehors » a moins d'importance, » nous refaisons toute la lumière que nous avait donnée Malpighi ; les divisions arbitraires deviennent sans objet, et des dénominations vides de sens et sans prétexte.

§ 153. — Les vésicules de la science de ce jour sont-elles autre chose que la *membranula cava* de Malpighi, et cet habile observateur n'a-t-il pas prouvé que le mode d'excrétion était pour lui un fait tout secondaire, lorsqu'il trouvait la rate une glande aussi parfaite que les reins, et une glande lymphatique aussi complète que le foie. Peut-être nous dira-t-on que la *membranula* de Malpighi est bien indéterminée, qu'elle est dépourvue de toute indication de structure ; nous le reconnaissons. Mais cherchons dans nos contemporains s'il y a lieu d'être plus satisfait ; nous y lisons : « La paroi des plus petites » vésicules glandulaires est complétement *claire et sans structure.* » — Si l'anatomiste allemand avait dit : d'une structure qui ne peut être appréciée, il eût été plus exact, mais il n'aurait pas mieux exprimé que, voyant les mêmes choses que Malpighi, il est tout aussi impuissant à en apprécier la véritable nature.

§ 154. — Cette discussion est d'un intérêt qu'apprécieront tous ceux qui se sont appesantis sur ce point d'anatomie ; elle ne prouve pas seulement qu'après deux siècles de débats stériles on revient à une vérité importante ; elle établit encore qu'en suivant cette voie avec le même esprit on ne peut manquer de faire dans cette direction de sérieuses et prochaines découvertes.

§ 155. — Pour que rien ne manque au triomphe d'une idée vraie, toutes les hardiesses de Malpighi reviennent : on ose dire que les poumons eux-mêmes sont une glande, sans craindre d'appeler sur soi une nuée de sarcasmes rimés ou non rimés.

§ 156. — L'idée qui ne voit qu'un organe, qu'une membrane glandulaire ayant seule la propriété d'agir sur les humeurs, soit pour les purifier, soit pour en extraire les matériaux d'humeurs nouvelles, cette idée n'est point une hypothèse ; elle se prouve par la démonstration de la membrane : elle n'en connaît point la nature ; elle la croit différente pour chaque glande, puisque partout, ne voyant que du sang, dans chaque glande elle constate un produit particulier ; mais partout où il y a un produit sécrétoire elle la rencontre. Elle ne lui trouve avec la peau et les membranes muqueuses que des rapports de position ; et partout elle la trouve indépendante de ces membranes, qui peuvent la soutenir, la contenir, la protéger, mais jamais la constituer. Elle tient compte des dispositions des voies excrétoires des glandes; mais elle ne les nie pas ou elle ne les observe pas; elle ne voit là qu'une nouvelle preuve de notre impuissance, et ne désespère pas du succès des recherches ultérieures. Aussi pour elle la rate, les capsules surrénales, la thyroïde, etc., sont des glandes aussi parfaites que le pancréas et les glandes salivaires. Elle n'a aucune donnée qui lui permette d'établir la perfection relative des unes et des autres. Que sécrètent ces glandes, dont le produit semble aller se perdre tout aussitôt dans le torrent circulatoire? Ces questions et cent autres sont insolubles aujourd'hui, ce qui ne saurait nous autoriser à mettre en doute l'utilité de ces organes.

§ 157. — Ce sont ces considérations qui nous amenèrent logiquement, il y a dix ans, à rechercher les glandes des membranes séreuses et, d'une manière plus particulière, celles des séreuses articulaires ou synoviales. Nous arrivâmes à établir le genre des glandes par projection et à en démontrer l'existence dans chacune des séreuses. — Pourquoi les poumons sont-ils une glande? Parce que leur élément essentiel est la *membranula cava* de Malpighi, soutenant les vaisseaux pulmonaires, qui lui apportent le sang à mettre en rapport avec l'air pour le combiner ou le mélanger avec totalité ou partie de ce fluide. Les voies aériennes sont le canal excréteur de cette glande. Qu'elles ne se bornent pas à donner issue à un produit déterminé, certains éléments repoussés par le sang; qu'elles apportent l'air; qu'il y ait là un mouvement de va-et-vient exceptionnel, c'est un fait secondaire; le fait capital, c'est l'existence de cette *membranule* ayant la propriété d'accomplir l'hématose pulmonaire.

§ 158. — Nous devons donc nous familiariser avec toutes les formes des appareils d'excrétion, les étudier avec soin, mais savoir que, simples ou composées, et même compliquées, elles ne sauraient rien changer au *caractère générique* de la glande. — Ainsi les poumons deviennent branchies sans que l'organe change de nature, et en devenant branchies, ils abandonnent leur appareil excréteur devenu superflu. — Les branchies restent organes respiratoires, sous cette forme, parce que se *projetant*, elles conservent la membranule glandulaire respiratoire, et que pour l'organisme, il importe peu que l'air aille chercher le sang, ou que le sang aille chercher l'air. — La transformation des poumons en branchies, c'est-à-dire le passage évident de la même glande de la forme par *dépression* à la forme par *projection*, est donc le fait le plus concluant que nous puissions désirer à l'appui de notre théorie des deux ordres de glandes : celles par *dépression* et celles de *projection*.

§ 159. — Il n'y a donc, quant à présent, qu'une division des glandes qui soit rationnelle ; c'est celle qui en fait deux groupes : A, les glandes dont le produit arrive aux surfaces tégumentaires ; B, les glandes dont le produit n'arrive pas aux membranes tégumentaires. — Dans l'un et l'autre groupe nous les rencontrons : *a*, sous la forme par *dépression*, *b*, sous la forme par *projection*.

§ 160. — Toutes les glandes diffèrent par leur nature, leur forme, leur volume, leur position ; mais aucune de ces conditions n'autorise les classifications admises aujourd'hui, ni les appellations qui leur ont été données et que l'usage leur conserve.

TITRE II.

Les glandes appellent encore les recherches. — L'hydrotomie devra être appliquée à ces études. — Examen hydrotomique du cerveau. — De la graisse. — Les glandes ne puisent-elles les matériaux de leur sécrétion que dans le sang ? — Les actions cérébrale et génitale sont dans un véritable antagonisme. — De l'excrétion glandulaire. — Appareils glandulaires ; ils forment cinq types. — Coup d'œil sur les voies lacrymales. — De l'homme. — Sur celles des quadrupèdes.

§ 161. — La question des glandes est donc de celles qui provoquent les recherches et qui font appel aux moyens nouveaux ;

et nous croyons que l'hydrotomie, en particulier, parviendra à lui arracher quelqu'un de ses secrets. On a pu voir précédemment ce qu'il y aurait à faire pour hydrotomiser les diverses glandes du cou, de la poitrine et de l'abdomen. Nous devons indiquer les précautions à prendre pour l'hydrotomie de l'encéphale, qu'Hippocrate trouvait si semblable à une glande, et que, avec Malpighi, nous croyons une glande.

§ 162. — Les téguments du crâne doivent être divisés longitudinalement de la racine du nez à l'occiput, et rabattus sur chaque joue en rasant les os. Ceux-ci sont sciés horizontalement avec ménagement et de manière à former une calotte qui puisse être enlevée sans déchirer la dure-mère. La tête a été séparée du tronc au-dessus des clavicules; une forte canule hydrotomique est fixée dans chaque carotide primitive, et le tout est maintenu dans une position droite, et par conséquent presque naturelle. Les robinets sont peu à peu ouverts, et l'eau, dont on surveille la marche, doit être dirigée avec une extrême prudence. Le cerveau se gonfle promptement; il est bon d'attendre un certain temps avant de diviser la dure-mère. Lorsque cette division est faite, on voit l'eau courir dans le réseau vasculaire superficiel, l'organe se décolorer, et, lorsque l'opération a été conduite avec tout le soin qu'elle exige, les coupes en montrent les détails de superposition, d'adossement, d'entre-croisement avec une merveilleuse netteté. C'est sur cet organe que des injections acides ou salines succédant à l'eau pourront donner des résultats importants. Si l'eau n'est pas conduite avec une grande prudence, l'encéphale se gonfle outre mesure, se crevasse et bientôt éclate de toutes parts.

§ 163. — La graisse ne mérite pas seulement d'être examinée avec les glandes à cause de l'espèce de prédilection qu'elle a pour le plus grand nombre d'entre elles, mais parce qu'elle est elle-même le produit d'un appareil glandulaire. Les infiltrations hydrotomiques rendent très évidentes les grappes si régulières qui la constituent, et qui, par la forme, lui feraient prendre place parmi les glandes conglomérées. C'est à l'eau que nous devons d'avoir démontré sa présence dans la tunique celluleuse des intestins. L'organe de la graisse est une vésicule qui a la propriété de la former, qui la contient jusqu'à ce qu'elle soit reprise pour les besoins de l'économie.

§ 164. — La graisse est-elle extraite du sang, ou composée à l'aide d'éléments empruntés au sang? On n'en doute pas lorsqu'on voit les vaisseaux abonder autour des grappes adipeuses. Mais le sang seul peut-il en fournir les matériaux? On reste indécis en trouvant de la graisse dans certaines parties, bien loin des derniers vaisseaux que l'on peut observer.

§ 165. — On a longtemps admis, et l'on admet encore généralement que la graisse, reprise à ses vésicules rentre dans le sang par les voies connues de l'absorption, et qu'elle n'arrive aux parties, qu'elle contribue à nourrir, qu'en passant par les artères, et par conséquent en parcourant une partie du cercle circulatoire. Tenant compte de cette circonstance, que la graisse est surtout abondante autour des organes à qui leurs fonctions donnent de plus grands besoins, nous avons cru et nous avons dit qu'il semblait qu'elle pût être consommée sur place. En effet, on la trouve abondamment autour des muscles, autour du plus grand nombre des glandes, plus abondante autour des artères qu'autour des veines, abondante autour des absorbants, vaisseaux laborieux et à grands besoins.

§ 166. — La graisse ne fournit pas seulement à l'entretien des parties, des organes, elle semble suppléer le sang dans la fourniture des matériaux nécessaires à la sécrétion des glandes. Dans la synovie, un examen superficiel semble la retrouver tout entière. En n'en trouvant que très peu autour du foie, on est prêt à se demander si elle est inutile aux glandes dont l'action est surtout éliminatrice, lorsque les reins, chez lesquels semble dominer l'élimination sont plus enveloppés de graisse qu'aucune autre glande. Quant à la masse encéphalo-rachidienne et aux glandes séminales, elles paraissent emprunter leurs matériaux presque exclusivement au sang.

§ 167. — Nous venons d'établir qu'il y a des raisons suffisantes pour penser que les glandes trouvent dans la graisse qui les entoure, qui est perdue dans leurs lobes et leurs lobules, une partie des matériaux de leur sécrétion. Il y a peut-être à rechercher si une glande ne peut pas de même emprunter au produit exubérant d'une autre glande les matériaux de son travail. La solution de cette question a pour première donnée l'odeur si particulière, si caractérisée qu'exhale la sueur du scrotum dans les pays chauds, cette odeur étant au plus haut degré celle de la semence.

§ 168. — Peut-être est-ce le lieu de faire remarquer à quel point l'action nerveuse est dispendieuse et de signaler les diverses relations qu'on peut établir entre celle-ci et l'action génitale. La somme des matériaux consommés par l'action cérébrale est indiquée par la maigreur assez ordinaire des hommes voués aux travaux de l'esprit, quoique leur alimentation soit suffisante et leur vie très sédentaire. Un autre fait l'indique, c'est que la quantité de sang dirigée vers la tête n'est pas en rapport avec le volume absolu de cette partie, mais avec celui du cerveau. L'examen comparatif des carotides primitives de l'homme et des animaux est significatif à cet égard. Le cheval, qui a une tête plus de trois fois aussi volumineuse que celle de l'homme, a des carotides qui sont loin d'être le double de celles de ce dernier. La différence est encore plus grande entre l'homme et le cochon.

§ 169. — Nous venons de dire que les actions cérébrale et génitale paraissaient avoir entre elles certaines relations; cela ne résulte-t-il pas de l'empiétement de chacune d'elles sur l'autre? la première, poussée très loin, ne ralentit-elle pas la seconde, et celle-ci ne paralyse-t-elle pas la première dès qu'elle s'exerce avec peu de mesure? Ne faut-il pas signaler encore que l'affaissement singulier, subit, qui succède à l'action génitale, porte plus particulièrement sur tout le système nerveux; que les centres nerveux sont le siège ordinaire des graves lésions produites par l'incontinence, et enfin que ces lésions, si souvent funestes, éclatent surtout chez les hommes qui font marcher au même degré deux actions constituées dans une sorte d'antagonisme.

§ 170. — L'excrétion glandulaire est l'acte par lequel les organes sécréteurs se débarrassent de l'humeur qu'ils ont formée. Nous ne l'envisagerons d'abord que dans les glandes qui versent leur produit à la surface des membranes tégumentaires. Pour les *glandes projetées*, leur forme fait de cet acte un phénomène dont la simplicité ne comporte aucune explication : le produit tombe directement dans les cavités où flottent ces glandes. Il en est autrement pour les glandes par dépression ; la plus simple, la vésicule, le tube, constitue une cavité dans laquelle s'amasse le liquide formé. Ce dernier sort-il de lui-même, par sa seule pesanteur, par débordement en quelque sorte, ou, à ses autres propriétés, la vésicule sécrétante joint-elle une certaine action mécanique sur son contenu? distendue, est-elle sollicitée à une réaction qui le presse et le chasse ? n'est-ce que de l'élasticité ? la contractilité y est-elle étrangère? Nous n'osons le croire. Plus nous pénétrons dans l'organisme, plus nous nous rapprochons des actes élémentaires de la circulation, de l'absorption et des sécrétions, et plus nous sommes entraîné à faire une part plus large à la contractilité. Dans le cas qui nous occupe, les tubes qui composent l'immense système des *glandes épidermiques* de l'estomac et de l'intestin, ne reçoivent, quant à l'excrétion, aucun secours du tégument dont elles font partie.

§ 171. — Si la contractilité n'est pas dans ces tubes, dans ces vésicules, elle doit être dans le tissu cellulaire qui les unit et soutient les vaisseaux de toute nature qui arrivent jusque là. La forme même de ces glandes parle en faveur de cette idée : elles ont un orifice toujours plus étroit que le corps de la glande. Cet orifice n'a-t-il pour usage que d'empêcher la sortie trop prompte du contenu? ne serait-il pas destiné à défendre ces glandes de la pénétration possible des matières extérieures? Dans ce cas ce ne peut être qu'à la faveur d'une sensibilité spéciale servie par la contractilité.

§ 172. — Si de cette forme, la plus simple des glandes par dépression, nous passons à une forme plus compliquée, à deux, à trois vésicules réunies et versant leur produit par la même ouverture, nous arrivons à la complication de l'appareil excréteur qui désormais verra grossir la glande autour de lui par voie de multiplication, sans changement aucun dans la nature de cet organe. Lui au contraire nous conduit graduellement de son type le plus simple au type le plus composé, séparés l'un de l'autre par trois formes intermédiaires. Le type le plus simple comporte toujours un canal allant de l'agrégation de vésicules qu'il dessert à l'un des téguments. Les glandes qui existent au-dessous de la membrane muqueuse, à la base de la langue, sans être encore cachées au milieu des faisceaux musculaires, et que l'hydrotomie montre si bien, en sont un bel exemple. Il en est de même de presque toutes les glandules des lèvres, de celles de l'œsophage, de celles de Brunner, de celles de la sueur, etc. Nous avons vu les dilatations terminales des conduits de ces dernières; cette forme est probablement la règle, ainsi que des faits pris plus haut nous autoriseront à l'admettre. Les canaux excréteurs des glandes ne sont pas moins actifs dans l'excrétion que les glandes elles-mêmes. Ici revient encore cette question : N'est-ce que de l'élasticité ? n'est-ce pas de la contractilité ? Au point de vue de la forme seulement, les appareils excréteurs se réduisent à cinq types, avons-nous dit.

A. Le canal seul allant de la glande au tégument ; les glandes salivaires, le pancréas, le foie, chez les solipèdes, en sont les exemples, et des exemples encore plus marquants que ceux que nous citions plus haut.

B. Le canal excréteur va au tégument comme dans le type précédent ; mais l'humeur, un instant libre, est reprise par un appareil excréteur nouveau : c'est le cas des glandes lacrymales placées à la partie supérieure de l'angle externe de l'œil, et des voies lacrymales dont on connaît la position.

C. Le canal excréteur va directement à la surface tégumentaire, mais une vessie, placée sur son trajet, permet au liquide venu de la glande et gêné dans sa sortie, de refluer vers elle, qui, à son tour, l'expulse par son action propre, lorsque son accumulation l'y sollicite. Les voies biliaires de l'homme, celles des animaux pourvus de vésicule, la plupart des voies spermatiques sont dans ce cas.

D. Une vessie encore complique toujours l'appareil, et le canal qui vient de la glande y verse l'humeur expulsée; celle-ci s'y arrête et n'arrive au dehors que par l'effort de cette vessie et en suivant un canal complétement indépendant du premier. L'appareil excréteur urinaire chez l'homme et les principaux animaux en est le plus beau type.

E. Enfin, aux dispositions précédentes s'ajoute une seconde vessie sur le second canal; c'est ce que nous avons découvert sur le cochon, et qui est en effet jusqu'à ce jour le dernier de ces types, le plus compliqué.

§ 173. — Si nous ne voulons pas rappeler les détails bien connus de chacun des appareils excréteurs, il est cependant des dispositions trop importantes et trop imparfaitement déterminées, pour que nous ne nous y arrêtions pas pendant quelques instants: les voies lacrymales sont de ce nombre. Les points lacrymaux, si petits, si contractiles, donnent une idée exacte de ces bouches organiques dont nous avons parlé plusieurs fois, et qui, vingt ou cent fois plus petites, jouent un rôle essentiel dans toutes nos fonctions. On croit généralement que les conduits qui font suite à ces points sont très étroits et se replient à angle droit pour gagner le sac lacrymal; c'est à tort: les conduits lacrymaux ont un diamètre considérable relativement aux points, et se prolongent en dehors de ces points, qui forment le centre d'une sorte de dilatation de ce conduit répondant à son bord palpébral. Ces deux conduits arrivent dans la cavité du sac, en deçà d'une valvule dont la forme varie, mais qui existe toujours. Le sac est cette poche à paroi externe mobile et que distend toute contraction de l'orbiculaire des paupières.

§ 174. — On doit à Horner la mention du muscle qui porte son nom et qui se trouve à la face postérieure du sac. Ce muscle existe, en effet, mais il n'est pas un muscle à part, allant seulement de l'os unguis à la face postérieure des conduits lacrymaux. Sa disposition est plus compliquée, mais bien mieux appropriée à l'action qui doit être produite. Ce muscle est formé par les extrémités internes des faisceaux les plus concentriques de l'orbiculaire ; et tandis que tous les autres se terminent au ligament palpébral interne, ceux-ci passent en arrière et vont s'attacher à l'os lacrymal. La préparation des paupières, faite par la partie postérieure, ne laisse pas de doute à cet égard.

§ 175. — Le canal nasal tombe verticalement du sac au-dessous du cornet inférieur. Occupé par des valvules qui se contrarient, et dont la plus élevée est toujours la plus considérable, il est loin de se terminer d'une manière constante. De nombreuses recherches à cet égard nous ont montré trois dispositions : dans la première, et de beaucoup la plus fréquente, il descend très bas en longeant la paroi nasale et en atteint presque le plancher ; il est assez large, membraneux, se termine en cul-de-sac, et a son orifice, petit, circulaire, à 2 et 3 millimètres de son extrémité. Dans la seconde disposition, il se termine en bec de flûte et par un orifice valvulaire, vers le milieu de la hauteur de la paroi. Dans la troisième enfin, qui est la plus rare, il est très court et se termine dans l'angle supérieur du méat par un orifice béant et souvent très large. Si cette dernière disposition permet de concevoir que le cathétérisme de ces voies par le nez soit au moins inoffensif, il n'en est pas de même des deux autres, et de la première surtout, qui exige avant tout la déchirure de la membrane qui forme la paroi interne du canal.

§ 176. — J.-L. Petit avait vu dans ces voies un siphon ; Bertrandi combattit cette opinion et démontra bien qu'il y avait là une pompe aspirante, dont le sac lacrymal était la pièce principale, que dilatait la contraction de l'orbiculaire et qui se resserrait d'elle-même lorsque le muscle cessait de la tendre.

Sa dilatation produit une aspiration qui agit en même temps sur les conduits lacrymaux et sur le canal nasal ; le jeu des valvules ferme celui-ci et ouvre les premiers ; lorsque le sac se resserre, les valvules jouent encore, mais en sens inverse : les siennes ne permettent pas aux larmes de rétrograder ; celles du canal les laissent obéir à leur pesanteur.

§ 177. — Les voies lacrymales de l'homme sont les plus compliquées qui existent ; cela est dû à la direction horizontale de la fente oculo-palpébrale, qui, en nécessitant la ligne brisée à angle droit que forment les conduits lacrymaux sur le canal nasal, a nécessité aussi la présence de la pompe qui constitue le sac. Dans les quadrupèdes, il n'y a ni points lacrymaux, ni sac ressemblant à celui de l'homme. Ces voies commencent *derrière* les paupières, par des ouvertures assez grandes qui se continuent directement avec deux canaux convergeant l'un vers l'autre et se confondant, après un court trajet, pour devenir le canal nasal, dont l'étendue est considérable. Dans la première moitié, ce canal est creusé dans les os, sur lesquels sa membrane muqueuse est tendue, d'où résulte un conduit inflexible et toujours ouvert ; dans la seconde, il longe les os, mais, par sa partie interne, sa paroi est membraneuse, libre, flottante ; elle constitue ainsi une longue soupape, que les larmes déplacent sans peine en descendant, mais qui s'oppose à toute pénétration de dehors en dedans pendant l'aspiration produite également par le jeu des paupières, mais d'une manière bien plus simple que chez l'homme. Nous n'aurions pas tant insisté sur ces détails, qui devraient être très connus, si le contraire ne semblait résulter de la lecture des anatomies vétérinaires.

§ 178. — Si l'examen anatomique n'établissait pas toute la différence que nous venons d'indiquer, elle ressortirait des faits pathologiques. Aucun vétérinaire n'a pu nous dire qu'il eût observé l'engouement de ces voies, et moins encore leur suppuration et leur ulcération, tandis que chacun sait combien ces affections sont fréquentes chez l'homme.

TITRE III.

On ne sait rien du mode d'excrétion des glandes dont les conduits n'arrivent pas aux téguments. — Des ganglions lymphatiques. — De la rate; ses corpuscules sont découverts par Malpighi. — Cet auteur annonce le premier la contractilité de la rate. — Des capsules surrénales. — Opinions qui rattachent ces organes tantôt à l'appareil urinaire, tantôt à l'appareil génital. — Ce qu'on sait de leur structure nous autorise à penser qu'elles appartiennent au système nerveux ganglionnaire. — Elles sont pour ce système ce que l'hypophyse (*encephali sentina*) est pour le cerveau. — Précautions à prendre pour une bonne hydrotomie des capsules surrénales. — De la glande thyroïde; son canal excréteur est recherché par beaucoup d'anatomistes, et admis par quelques uns. — Accidents déterminés sur l'homme et sur le chien par la ligature des vaisseaux thyroïdiens. — Hydrotomie de cette glande. — Du thymus.

§ 179. — On ne sait rien du mode d'excrétion des glandes dont le produit n'arrive pas aux téguments; ajoutons, avec Henle, qu'on ne sait rien de leurs usages; non pour décourager les travailleurs, mais, au contraire, pour les exciter aux recherches, en même temps que de notre côté nous n'omettons rien de ce qui pourrait jeter quelque lueur sur ces mystérieux organes. Nous n'avons rien à ajouter à ce que nous avons dit sur les ganglions lymphatiques; ils ne sont pas pour nous des divisions à l'infini des absorbants afférents, renaissants afférents, par un procédé analogue. Pour nous, ils sont constitués par des vésicules glandulaires dépuratives des liquides absorbés.

§ 180. — La rate doit à Malpighi le peu de lumière que l'on possède sur elle. La découverte de ses corpuscules est venue corroborer la doctrine qui veut que tous les viscères soient des glandes; mais il n'a point été fait un pas au delà de cette découverte. L'hydrotomie n'a pas manqué de s'essayer sur cet organe; elle le distend, le décolore, met dans tout leur jour ses corpuscules, si remarquables sur le chien et sur le chat; elle en fait sortir une quantité prodigieuse de lymphatiques, sans entrevoir la raison de cette curieuse structure. Cet insuccès est peut-être dû moins à l'eau qu'à l'insuffisance de l'observateur ; et nous ne saurions assez recommander ces expériences. Malpighi croyait à un élément contractile dans la rate ; la présence du tissu caverneux dans cet organe parle en faveur de cette opinion, qui a encore pour elle la brusque et violente rétraction de ce viscère, lorsque, sur un animal qui vient d'être tué, par l'ouverture immédiate du ventre on le met en contact avec l'air extérieur ; de volumineux et souple, il devient, en quelques secondes, mince et d'une grande dureté.

§ 181. — Même ignorance sur les capsules surrénales, même luxe d'hypothèses pour suppléer à la vérité. Appuyées sur les reins qu'elles coiffent en partie, ce qui leur a valu leur nom, on en a conclu des rapports physiologiques avec ces glandes. D'autres ont cru que ces rapports devaient exister plutôt avec l'appareil génital, sans que cette présomption reposât sur rien de probant. D'autres ont éludé la difficulté ou du moins l'ont beaucoup réduite, en considérant ces organes comme appartenant en propre à la vie fœtale, et en ne voyant en eux, après la naissance, que leurs restes atrophiés. Sans répéter une à une les opinions qui, d'ailleurs ne se dissimulent pas leur nature conjecturale, nous rappellerons d'abord une observation souvent faite et que nous-même avons eu l'occasion de faire, c'est que dans les anomalies de position que présentent les reins, et dont les cas sont assez fréquents, les capsules surrénales ne suivent *jamais* les reins. Ne peut-on pas en induire qu'il y a dans ce fait la preuve qu'aucun rapport anatomique intime n'existe entre ces organes ; et ne faut-il pas rechercher si la constance des capsules à ne pas s'éloigner de la position qui leur a été assignée, ne décèle pas d'autres rapports, plus vrais, et dont la connaissance serait un premier pas vers la vérité ?

§ 182. — Les deux substances de ces organes, leur cavité, leurs vaisseaux, ont été bien indiqués. Ce qui ne l'a pas été assez, c'est le nombre considérable de nerfs qui arrivent à ces organes, nerfs venant directement des ganglions semi-lunaires, du plexus solaire, des splanchniques. Certes, ce n'est pas là le fait d'organes atrophiés. Si les capsules sont des glandes, et nous ne le mettons pas en doute, elles doivent être des glandes au profit de ces nerfs dont le nombre est hors de toute proportion avec les besoins ordinaires de l'innervation. De quel élément les nerfs s'y débarrassent-ils? qu'y apportent-ils? qu'y puisent-ils? Nous ne saurions le dire, sans que les faits qui précèdent nous paraissent insuffisants pour étayer notre sentiment : les capsules surrénales sont des glandes de l'appareil nerveux ganglionnaire.

§ 183. — Le système nerveux ganglionnaire a-t-il seul le bénéfice de glandes, d'ailleurs très distinctes de ses ganglions? Si nous trouvons annexée au système cérébro-spinal une glande analogue, identique, notre opinion n'en recevra-t-elle pas quelque vraisemblance? Cet organe existe : c'est la glande pituitaire, l'hypophyse de Sœmmerring. Qu'on examine ce corps, si profondément caché qu'on le voit rarement avec attention; qu'on l'examine, et l'on y trouve les deux substances des capsules, superposées dans le même ordre, une cavité centrale; il n'y a pas jusqu'au voisinage de plexus veineux importants qui n'établissent la plus grande analogie entre ces organes.

§ 184. — Les anciens, qui ont deviné tant de choses, appelaient l'hypophyse d'un nom qui exprimait ses fonctions supposées : *encephali sentina*. Cette *sentine*, le système ganglionnaire la possède dans les deux capsules qui nous occupent. Le fait de leur volume relatif plus considérable avant qu'après la naissance est encore un argument en notre faveur; il est la conséquence de la prédominance d'action du système ganglionnaire pendant la vie fœtale, et cette activité plus grande doit entraîner celle de tous les organes qui lui sont annexés.

§ 185. — Pour nous résumer, les *capsules surrénales* et l'*hypophyse* sont des organes identiques : les premières font partie du système nerveux ganglionnaire, comme la seconde fait partie de la masse encéphalo-rachidienne, et les fonctions qu'ils exercent dans l'un et l'autre cas doivent être les mêmes.

§ 186. — Pour l'étude hydrotomique des capsules, nous préférons le procédé qui consiste à agir sur les viscères abdominaux après les avoir extraits en masse. Il faut alors que le scalpel qui opère cette séparation du rachis suive les os, les ratisse avec un soin extrême. L'eau est amenée abondamment par un point assez élevé de l'aorte, et en peu d'instants l'écartement des piliers du diaphragme, celui des diverses lames aponévrotiques, permet de voir, de compter, de suivre les nerfs qui de tous côtés arrivent à ces organes, et aussi de scruter vingt autres détails.

§ 187. — Si les capsules surrénales peuvent au moins être rattachées à un système particulier, à un grand appareil, il n'en est pas de même de la *glande thyroïde.* Attaquée par presque tous les anatomistes, elle s'est jouée de tous les efforts. Son tissu essentiellement glandulaire, l'abondance de ses vaisseaux, ses attaches dans l'homme, ses maladies elles-mêmes, tout a donné lieu de croire à l'existence d'un canal excréteur que chacun s'est efforcé de découvrir. Nous n'avons point échappé à cette pensée, non plus qu'à l'espoir d'être plus heureux que nos devanciers. Il n'en a rien été. De nombreuses recherches nous ont fait croire plusieurs fois que nous allions mettre hors de doute les canaux indiqués par Vater, par Santorini et par quelques autres. Sa corne médiane, sa pyramide, comme la nomme Lalouette, se comporte une fois sur quatre de manière à faire penser qu'enfin on va surprendre le canal tant cherché. Notre insuccès n'a point éteint tout espoir, et nous croyons que de toutes les glandes mystérieuses la thyroïde sera la première dont on pénétrera le secret.

L'une des opérations opposées au goître, la ligature, n'est pas faite, par les accidents immédiats qu'elle détermine, pour éclairer la question des usages de cet organe, mais certainement elle met hors de doute leur importance. Quelques chirurgiens paraissent avoir eu assez de bonheur pour guérir leurs malades par cette opération ; le plus grand nombre a été moins heureux, et quelques uns ont vu les malades leur être enlevés par des accidents immédiats et foudroyants. Nous fûmes témoin de l'un de ces cas dans une circonstance où nous étions l'un des assistants d'un professeur fort habile. Tout se réunissait pour faire augurer favorablement de l'exécution et des suites de cette opération. Le malade était un jeune homme (vingt-trois ans), bien portant; la tumeur était d'un volume peu considérable, médiane, pédiculée. L'opération fut facile, et la tumeur, tirée en avant, présenta naturellement à la ligature le paquet de vaisseaux qui la rattachaient au reste de l'organe. Mais à peine le fil fut-il serré que l'opéré fut en proie à une suffocation et à des angoisses qui s'accompagnèrent tout aussitôt de la plus incroyable tuméfaction du cou. Ce malade n'est pas mort, mais certainement à la grande surprise du savant professeur qui lui donnait ses soins.

§ 188. — Ce fait nous détermina à tenter l'ablation de cet organe sur quelques chiens, à l'effet de rechercher si cette expérience donnerait lieu à des phénomènes analogues à ceux que nous venions d'observer. Chez le chien, comme chez presque tous les quadrupèdes, les deux corps thyroïdes sont bien distincts, bien isolés, sans les adhérences qui chez l'homme attachent cet organe à la trachée-artère et au larynx; partant, leur ablation est des plus faciles. Nous y procédâmes avec le concours d'un vétérinaire habile, M. L. Watrin, et chaque fois les choses se passèrent comme sur le malade dont nous venons de parler. Tous nos chiens sont morts dans les vingt-quatre heures qui ont suivi l'expérience ; à peine hors de nos mains, ils s'agitaient violemment pendant quelques instants, tournaient sur eux-mêmes et enfin tombaient affaissés dans un coin pour ne plus se relever. Chaque fois, et dès le début, la tuméfaction du cou s'est produite et est devenue extrême; dans aucun cas, ni l'eau, ni le lait, ni les pâtées, n'ont été touchés par les pauvres bêtes. Nous en avons sacrifié ainsi une dizaine, et jamais nous n'avons agi que sur l'un des corps. Nous avions projeté de répéter cette expérience sur des chevaux; nous ne l'avons pas encore fait; elle aurait un intérêt qui n'échappera pas aux vétérinaires et qui pourra déterminer l'un d'eux à l'entreprendre.

§ 189. — L'abondance des artères dans cet organe, les anastomoses nombreuses qui les unissent, en assurent l'infiltration hydrotomique toutes les fois qu'on dirige de l'eau vers la tête. Pour des recherches spéciales, il est préférable d'agir directement sur les vaisseaux thyroïdiens artériels ; il suffit d'agir sur deux artères, et souvent sur une seule, pour obtenir les résultats les plus complets.

§ 190. — Nous n'avons point assez agi sur le *thymus* pour rien mentionner ici; mais nous doutons qu'une application persévérante et méthodique de l'hydrotomie à cet organe reste longtemps stérile.

CHAPITRE NEUVIÈME.

Étude hydrotomique de la matrice.

Impuissance de l'hydrotomie sur les matrices hors de l'état de grossesse. — Son efficacité, au contraire, sur ces organes pendant la gestation. Étude de l'utérus de la vache; son péritoine; ses deux plans musculaires; ses deux couches celluleuses; ses vaisseaux. — Sa membrane muqueuse; ses cotylédons; ses vaisseaux; leur tissu. — Pertuis innombrables de la membrane muqueuse en dehors des cotylédons. — Du chorion; ses placentas; ses papilles vasculaires. — L'hydrotomie de l'utérus de la vache rend très désirable celle de la matrice de la femme dans les mêmes conditions. — Nature des placentas de la vache. — Canal unissant toujours les artères ombilicales avant leurs divisions. — Les deux veines ombilicales des ruminants. — Leur réunion en traversant les parois abdominales. — Le canal veineux n'est pas une division de la veine ombilicale, ni chez les animaux ni chez l'homme. — Forme particulière de l'orifice hépatique du canal veineux. — Les tuniques de la veine ombilicale sont musculeuses. — Celles du sinus et celles des veines sous-hépatiques sont de tissu fibreux jaune. — Bourrelets pyloriques de la veine ombilicale et du canal veineux. — Mode d'action de toutes ces parties.

§ 191. — La densité du tissu de la matrice hors de l'état de grossesse n'a pas encore cédé aux efforts de l'eau, du moins dans nos mains. Il n'en est pas de même pendant la gestation, et ce qui va suivre, pour ne s'appliquer qu'à la vache, n'en paraîtra peut-être pas moins digne d'attention. Lorsque cet organe est détaché avec un soin convenable, l'artère utérine de chaque organe reçoit une canule d'un diamètre assez fort, et l'infiltration hydrotomique se produit avec une grande promptitude. Il arrive ici ce que nous avons signalé pour tous les organes creux : une grande quantité d'eau s'épanche à l'intérieur, et il convient de lui donner issue par quelques ponctions faites çà et là; l'infiltration des parois utérines s'en fait d'autant mieux.

§ 192. — Dix à douze minutes suffisent ordinairement à l'infiltration complète des matrices les plus volumineuses, et après ce délai un examen profitable peut commencer. Il montre d'abord, çà et là, la flexuosité remarquable de tous les vaisseaux sanguins ; et bientôt ensuite l'œil découvre au-dessous du péritoine, des lymphatiques dont il doute d'abord. Dans quelques points, et surtout à la bifurcation des cornes, le péritoine, tendu par l'infiltration, forme des ponts assez analogues à ce que présente l'arachnoïde à la base du cerveau. En incisant cette membrane avec précaution et dans une étendue suffisante, on découvre au-dessous d'elle, doublée d'ailleurs par une certaine épaisseur de faisceaux musculeux, mille détails constitués par le tissu cellulaire, dans lequel on vient de pénétrer et qui sépare le plan musculaire superficiel du plan profond, et surtout les vaisseaux nombreux qui forment un immense réseau. On distingue bientôt les artères des veines, puis en regardant avec plus d'attention, on apprend à reconnaître les lymphatiques, que l'on trouve en nombre au moins égal aux artères. Les lymphatiques ont la forme cylindrique la plus régulière, la plus normalement étranglée. Le plan musculaire sur lequel rampent tous ces vaisseaux a ses faisceaux séparés par l'infiltration, comme un lâche tissu d'osier, et l'on cherche peu de temps sans apercevoir des vaisseaux assez volumineux qui passent à travers ce tissu et vont de la première couche celluleuse dans une seconde, dans celle qui sépare le plan musculaire profond de la membrane muqueuse.

§ 193. — Pour avoir une idée exacte de l'existence de ces couches superposées, de leur véritable épaisseur, de leurs rapports entre elles, il faut substituer à la dissection de ces lames, prises du péritoine à la muqueuse ; il faut substituer, disons-nous, des coupes comprenant toute l'épaisseur de ces tuniques, comme nous l'avons fait pour les tuniques de l'estomac et de l'intestin. Ces coupes alors présentent des sections qui permettent de compter trois plans nettement séparés par deux couches de tissu cellulaire. En procédant de dehors en dedans, le premier de ces plans est formé par le péritoine et la couche musculaire superficielle, le second par le plan musculaire profond, le troisième par la membrane muqueuse. Des deux plans musculaires, le second, le profond, est le plus épais; dans l'un et l'autre plan, les faisceaux s'entre-croisent en divers sens; il est cependant très possible pour le plan supérieur de distinguer et de suivre de grands et forts faisceaux, affectant une direction bien déterminée.

§ 194. — Les deux couches celluleuses, d'épaisseur à peu près égale, contiennent les vaisseaux, plus forts, à l'état de troncs, dans la couche qui sépare les deux plans musculaires; plus petits, mais encore très distincts dans la couche celluleuse sous muqueuse. C'est dans la première couche celleuse qu'il faut suivre les vaisseaux; c'est là qu'on voit bien leurs anastomoses, et surtout de haut en bas celles des spermatiques et des hypogastriques. De chaque côté de la matrice, de grosses veines et de volumineux lymphatiques assurent les communications; enfin près du *corps pampiniforme*, le réseau absorbant, en rapport avec le réseau veineux, est très développé, et plusieurs de ses branches ont le volume d'une petite plume d'oie.

§ 195. — La membrane muqueuse est forte, épaisse, fibreuse, blanche; c'est bien le tégument, avec un derme incontestable pour base. Cette membrane porte de distance en distance les cotylédons utérins, concaves vers la membrane qui les porte, convexes par leur surface qui reçoit les placentas. L'eau détache facilement ces derniers, et la surface des cotylédons se montre avec un aspect spongieux qu'on a comparé, avec raison, au champignon *morille*. La base de chaque cotylédon présente un groupement remarquable de vaisseaux, flexueux, entortillés, qui les desservent. La coupe du cotylédon présente un aspect charnu, serré, qui peut être comparé jusqu'à un certain point à la substance tubuleuse du rein. Ce tissu, examiné au microscope, ne laisse voir qu'un lacis vasculaire perdu dans une substance granuleuse.

§ 196. — Dans tous les points qui ne sont pas occupés par

les cotylédons, la membrane muqueuse est percée de petites ouvertures, régulières, assez rapprochées, qui sont des voies de communication vasculaire semblables, comme nous allons le voir, à celles qu'établissent les cotylédons eux-mêmes.

§ 197. — Le chorion a avec la muqueuse utérine les rapports les plus intimes et les plus multipliés. Il ne porte pas seulement les placentas, ces longues papilles vasculaires qui s'enfoncent dans les sinus des cotylédons; de plus, dans tous les points qui ne répondent pas aux cotylédons, il est hérissé de papilles plus petites qui sont reçues dans les petits orifices de la membrane muqueuse. Il y a donc là un abouchement vasculaire aussi considérable que peut le permettre la présence de la membrane muqueuse. Il est peu de points, nous l'avons souvent répété, où l'hydrotomie n'apporte une lumière nouvelle; ce que nous exposons là en fournit encore la preuve. Dans un travail plein d'exactitude sur les annexes du fœtus dans les principales espèces d'animaux domestiques, publié en 1845, notre savant ami, M. F. Lecoq, directeur de l'École vétérinaire de Lyon, s'exprime ainsi sur la face externe du chorion : « Elle est en contact, par la plus grande partie de son » étendue, avec la face libre de la muqueuse utérine, avec » laquelle elle ne contracte d'autre adhérence que celle que » l'on remarque entre deux membranes humides. Ses autres » points sont occupés par les placentas, qui établissent l'adhé- » rence de l'œuf avec l'utérus, au moyen des cotylédons de ce » dernier. » L'eau démontre, de la manière la plus incontestable, qu'au lieu du contact de deux membranes humides, il y a, comme nous l'avons dit, indépendamment de la pénétration des placentas dans les cotylédons, il y a pénétration d'une quantité innombrable de papilles.

§ 198. — L'hydrotomie de l'utérus de la vache pendant la gestation fait vivement désirer celle de la matrice de la femme pendant la grossesse. On lui devrait promptement la solution de la question toujours pendante de la membrane muqueuse de cet organe. Admise par les uns et rendue probable par l'analogie, elle est niée par des autorités non moins considérables. Nous sommes porté à croire que l'infiltration hydrotomique pratiquée avec un grand soin sur des organes en place, et du sixième au neuvième mois de la grossesse, dissiperait tous les doutes. Nous avons fait quelques essais sur la matrice de la femme; mais, d'une part, c'était de deux à quatre jours après l'accouchement; et, de l'autre, les organes séparés du corps ne l'avaient pas été avec toutes les précautions désirables. Les résultats obtenus ont été trop incomplets pour être signalés. L'infiltration ne s'est bien faite qu'au fond de l'organe, et là il a été facile de compter quatre plans musculaires superposés et séparés par une couche celluleuse qui avait entre chacun d'eux de 3 à 4 millimètres. Dans cette circonstance, l'aspect de la surface interne était favorable à l'opinion qui n'admet pas de membrane muqueuse. Les faisceaux musculaires semblaient à nu; et, plus pâles, et moins l'endocarde, ils rappelaient la surface interne d'une oreillette du cœur.

§ 199. — Les placentas de la vache sont formés de grandes lames celluleuses, vasculaires, minces, engagées et perdues dans les pertuis des cotylédons. Leur forme et leurs usages les ont fait comparer à des branchies. Le microscope n'y découvre qu'un tissu vague, parsemé de granulations assez fortes, bien différent en cela de celui de la femme, dont les vaisseaux de l'enfant se terminent par le branchage si singulier, découvert par Malpighi, et qui plonge par toutes ses parties dans le sang amené par la mère dans les cellules de l'organe. Les différences qui existent sur ce point, entre la femme et les femelles des ruminants, sont, sans doute, moins dans l'essence des choses que dans leurs formes; mais encore faudrait-il être fixé à cet égard et approfondir l'anatomie des animaux autant qu'elle peut l'être.

§ 200. — On sait comment veines et artères se divisent dans le placenta unique de la femme; les placentas de la vache ne changent rien au principe de cette disposition. Toujours, chez la vache, les divisions des artères ombilicales sont précédées d'une anastomose remarquable, constante, courte, transversale, sorte de canal artériel, dépourvu de valvules et se laissant parcourir dans les deux sens. Nous ne trouvons pas cette disposition indiquée par les anatomistes vétérinaires; quelques anatomistes de l'homme en parlent, mais comme d'un fait peu constant.

§ 201. — Les ruminants ont deux veines ombilicales dans leur cordon, se réunissant en une seule au moment de traverser l'ombilic. Mais c'est de l'ombilic au foie, et même à la veine cave inférieure que se présentent des dispositions qui nous semblent bien peu appréciées dans la science de l'homme, comme dans celle des animaux. Des deux côtés, la description est laconique et se réduit à ceci : « La veine ombilicale se dirige » vers le foie, l'atteint, chemine dans une scissure particulière » et se termine par deux branches inégales : l'une, plus forte, » se jette dans le sinus de la veine porte ; la seconde, plus pe- » tite, s'unit à la veine cave inférieure. »

§ 202. — Les choses se passent différemment ; au point de vue du trajet des parties et de leurs rapports, la veine ombilicale atteint bien le foie comme on le dit, chemine dans sa scissure, mais se confond avec le sinus de la veine porte, dès qu'elle le rencontre, et sans fournir aucune division. Le sinus commun pendant la vie fœtale à la veine porte et à la veine ombilicale, est aussi bien à chacune d'elles qu'indépendant de chacune d'elles, décrivant une courbe irrégulière de droite, où il reçoit la veine porte, à gauche, où la veine ombilicale lui arrive. Il ne justifie en rien, ni sur l'homme, ni chez le cheval, ni chez le bœuf, l'indication qui présente la dernière de ces veines comme donnant naissance au canal veineux qui ne serait qu'une de ses divisions. Du sinus partent tous les rameaux sous-hépatiques pénétrant dans le foie, ceux de gauche, plus rapprochés de l'insertion de la veine ombilicale, ceux de droite, plus voisins de la veine porte, et beaucoup intermédiaires aux précédents. Les orifices de ces troncs ont cette coupe oblique, et d'un côté, par conséquent, cet éperon qui favorisent la marche du sang. Un seul orifice s'éloigne de cette forme, et se montre très régulièrement circulaire, c'est celui du canal veineux; il est presque dans l'axe de la veine ombilicale, mais il n'est en rien sa continuation, non plus qu'il n'est celle de la veine porte. Le canal, dont cet orifice circulaire est le commencement, se porte de là dans la veine cave inférieure, en suivant la scissure qui existe chez l'homme entre le lobe gauche et le lobe de Spigel. Il débouche dans la veine cave par un orifice oblique, comme celui des autres veines sus-hépatiques, dont on ne saurait le distinguer, et avec celles du lobe gauche, au nombre de deux ou trois principales, dont il égale le volume. La nature de la membrane qui tapisse toutes ces parties mérite aussi une attention qui ne semble pas lui avoir été accordée. Essentiellement veineuse, tant que la veine ombilicale n'est pas arrivée à l'abdomen, cette membrane se modifie sensiblement dès que le vaisseau a franchi l'ombilic ou plutôt au moment où il le franchit. De fibreuse et lisse, elle devient brusquement musculeuse, à faisceaux assez forts et d'autant plus faciles à distinguer, qu'ils ne forment pas un tissu serré. Nous disons que cette transition est brusque, nous devons ajouter qu'elle est marquée par un rétrécissement circulaire, saillant en dedans, sorte de pylore constitué par un bourrelet dont il est difficile de préciser le tissu. Ce bourrelet est-il inerte ou contractile? Nous ne saurions le dire.

§ 203. — Par une autre transition, mais insensible, le tissu musculaire de la veine ombilicale devient du tissu fibreux jaune dans le sinus. Ce tissu reste le même dans toute l'étendue des veines sous-hépatiques et il fortifie l'orifice de chacune d'elles dans le sinus par quelques fibres de renforcement. A l'orifice du canal veineux, nous retrouvons une sorte de pylore semblable à celui que nous avons indiqué à l'origine de la portion abdominale de la veine ombilicale; puis brusquement encore, au delà de ce pylore, les parois du canal deviennent veineuses et identiques à celles des veines sus-hépatiques.

§ 204. — Plusieurs faits dominent dans les dispositions précédentes : le mode de terminaison de la veine ombilicale se jetant dans le sinus de la veine porte et ne le formant pas ; le canal veineux indépendant de la veine ombilicale, et reliant le sinus de la veine porte à la veine cave ; l'orifice hépatique de ce canal, d'une forme à part (circulaire), très différente des orifices des autres veines naissant du même sinus ; les parois musculaires de cette veine, de l'ombilic au sinus de la veine porte ; le pylore placé à l'origine abdominale de cette veine ; le tissu fibreux jaune formant la base des parois du sinus et de toutes les veines sous-hépatiques ; enfin, le nouveau pylore, placé à l'orifice du canal veineux, complétant cet appareil et suivi immédiatement du canal même se comportant comme une veine sus-hépatique.

§ 205. — En envisageant le sinus de la veine porte dans cet ensemble, il est impossible de ne pas y voir une dilatation veineuse dont le rôle ne se borne pas à faciliter la répartition dans le foie de tout le sang qui lui arrive, mais encore agissant sur ce liquide avec force, avec énergie, pour lui faire traverser les capillaires hépatiques. Nous retrouvons là la nature artérielle et toutes ses propriétés. La veine ombilicale, dont la complication peut être momentanée, n'est pas moins très considérable, ne se borne pas à apporter dans le sinus le sang qui vient des placentas : son action mécanique sur le sang est énergique, puissante ; pour son compte elle est essentiellement contractile. Quant au pylore placé dans cette veine en deçà de l'ombilic et à celui dont est pourvu l'orifice hépatique du canal veineux, on ne saurait méconnaître leur importance physiologique ; l'un et l'autre doivent retenir le sang pendant la systole des parties et l'empêcher, soit de rétrograder vers les placentas, soit de pénétrer avec trop de violence ou trop abondamment dans la veine cave. Le rhythme harmonieux que l'on observe dans tous les actes du vaste appareil circulatoire, l'étude des détails que nous avons sous les yeux et que nous exposons, nous font penser que la systole du sinus hépatique est isochrone à la systole des ventricules du cœur. Pendant cette systole du sinus, le sang est poussé avec d'autant plus de force dans le foie, et sa pénétration y est d'autant plus facile, que la diastole aspiratrice des oreillettes attire dans le même moment le sang sus-hépatique. Tous les faits que nous venons d'exposer sont communs à l'espèce humaine, aux solipèdes et aux ruminants; dans chacun de ces cas nous les avons examinés plusieurs fois, et la figure que l'on trouvera sur ce point est exécutée d'après un fœtus à terme de femme.

§ 206. — L'intérêt qu'offraient à l'hydrotomie les recherches des lymphatiques dans les annexes du fœtus, ne nous a point échappé; mais nos tentatives à cet égard ne nous ont pas donné de résultats qui soient encore dignes d'être communiqués. Nous insistons cependant pour qu'on aborde ces recherches. Les fœtus de la vache sont communs dans les grandes villes; à Paris, il y a tel abattoir des boucheries, où, deux fois par semaine, il y a certitude d'en rencontrer plusieurs et de tous les âges. On peut alors, disposant de la matrice et de son contenu, attaquer tous les points de ce sujet sur lequel il y a encore tant à découvrir. C'est dans ces courses dans les abattoirs qu'il convient, si l'on veut faire de l'hydrotomie, d'avoir quatre ou cinq manchons en cuir de différents diamètres permettant de se servir de tous les robinets que l'on trouve dans ces établissements. Nous avons fait de tous ces lieux un usage assez large pour qu'il nous soit permis de donner l'assurance que l'on y trouve toujours le meilleur accueil et le concours le plus empressé.

CHAPITRE DIXIÈME.

Étude hydrotomique de l'appareil vasculaire sanguin.

Ne s'exagère-t-on pas l'ignorance des anciens en ce qui regarde la circulation? — Détails donnés par Galien. — Intéressant passage des *Nuits* d'Aulu-Gelle. — En quels termes Michel Servet expose la circulation pulmonaire d'après Galien. — Barth. Cabrol. — R. Colombo. — Fabrice d'Aquapendente découvre les valvules des veines sans en reconnaître les usages. — Paolo Sarpi. — Harvey. — Une grande part doit être faite à l'aspiration dans la marche du sang dans les veines. — Véritable disposition de la gaîne des vaisseaux. — Vices des appellations de sang artériel et de sang veineux. — Le rapprochement et le renversement des cœurs ont été de grands obstacles à la découverte de la circulation. — Les veines de gauche sont dans des conditions inférieures aux veines de droite. — Conséquences physiologiques et pathologiques de ce fait. — Parallèle entre les artères, les veines et les absorbants.

§ 207. — L'appareil vasculaire sanguin est certainement aujourd'hui le mieux connu de l'économie dans les dispositions générales. Il n'en est pas de même de mille détails intimes et d'une importance physiologique considérable. Faire partir le sang de l'une des cavités du cœur et l'y ramener n'est plus qu'un lieu commun de la science; mais bien préciser les rapports qu'ont entre eux les vaisseaux de diverse nature; déterminer d'une manière exacte l'influence que chacun d'eux a non seulement sur le liquide qu'il charrie, mais sur celui des vaisseaux voisins ou d'une autre espèce; démontrer cette influence des vaisseaux sanguins aux vaisseaux absorbants ou de ceux-ci sur ceux-là, et surtout dégager de toute hypothèse la question des capillaires, sont autant de points obscurs, difficiles, incomplétement connus ou complétement ignorés. Il importe donc de ne négliger aucun pourront rester sans emploi dans nos mains, mais qui aideront nos successeurs à résoudre plusieurs de ces problèmes. L'antiquité a fait ainsi pour nous, et en ce qui regarde la circulation, on attribue aux anciens une ignorance trop grande.

§ 208. — Michel Servet, dont le nom a été attaché pendant longtemps à la circulation pulmonaire, a soin de dire qu'il ne fait que répéter ce qu'a écrit Galien dans ses livres VI et VII du traité *De usu partium*. Galien lui-même ne donne pas ces faits comme une découverte récente; au contraire, son exposition, qu'on pourrait accuser de longueur, est pleine de détails intéressants. L'anatomie était arrivée à une grande hauteur, et Hérophile, aussi bien qu'Érasistrate, les deux plus grands anatomistes de cette époque, se complaisent dans des controverses qui prouvent à quel point les corps de l'homme et des animaux avaient été étudiés. Des locutions souvent inexactes mais acceptées alors dans un sens différent de celui que leur donnaient les mots, ont contribué à entretenir l'erreur des temps modernes. Ainsi, Celse ne parle jamais que des battements *des veines*, quoique vingt endroits de son livre établissent qu'il n'ignorait pas la différence qui existe entre les artères et les veines, non plus que la distension imprimée aux premières par la contraction des ventricules. En s'exprimant ainsi, Celse ne faisait-il pas une concession à l'usage? Un passage des *Nuits* d'*Aulu-Gelle*, liv. XVIII, chap. 10, le donne à penser. Le contemporain de l'empereur Adrien raconte que s'étant retiré dans une maison de campagne de l'Attique pour fuir les ardeurs de l'été, il y fut pris de la fièvre. Le philosophe Calvisius Taurus et quelques uns de ses disciples vinrent d'Athènes pour l'y voir. Le médecin, pris dans le voisinage, expliqua à Taurus la maladie d'Aulu-Gelle, le retour périodique de la fièvre, l'amélioration de la maladie, et finit en ajoutant : « Vous pouvez vous en as- » surer vous-même *en tâtant la veine.* » Confondre la veine et l'artère parut à tous ceux qui l'entendirent une ignorance ré-

fait, aucune considération ; ce sont autant de matériaux qui voltante. Le médecin passa pour un homme dont il fallait peu attendre ; les murmures et les physionomies l'annonçaient. Alors Taurus, avec sa douceur habituelle : « Nous sommes per- » suadés, dit-il, homme excellent, que tu n'ignores pas ce que » c'est qu'une veine, ce que c'est qu'une artère. Les veines sont » de leur nature immobiles, et la médecine ne s'adresse à elles » que pour la saignée. Les artères, par leur mouvement et leurs » pulsations, indiquent s'il y a fièvre ou non. Je vois que tu as » voulu te conformer au langage vulgaire, et n'as pas ainsi » parlé par ignorance ; tu n'es pas assurément le premier que » j'aie entendu prendre, en parlant, la veine pour l'artère. » Montre-nous, du reste, que tu choisis mieux tes remèdes que » tes mots ; et, avec l'aide des dieux, mets-nous cet homme » sur pieds, sain et valide, le plus tôt qu'il se pourra. »

Aulu-Gelle ajoute : « Je me souvins, dans la suite, de la leçon que mon médecin s'était attirée ; je vins à penser qu'il était honteux, non pas seulement pour les médecins, mais pour tout homme libéralement élevé, d'ignorer en anatomie des choses si simples, si faciles, que la nature, dans l'intérêt de notre santé, a mises pour ainsi dire à l'entrée de son temple. Aussi, le peu de temps que je pus dérober à mes occupations, je le donnai à la médecine. J'ouvris les livres qui me parurent les plus propres à m'instruire, et voici ce que j'appris sur les veines et sur les artères, avec quelques autres choses qui font partie de la science. La veine est un réceptacle de sang, appelé par les médecins ἀγγεῖον. Le sang y est mêlé avec l'esprit vital, et y domine. L'artère est un réceptacle d'esprit vital mêlé et confondu avec le sang ; là, c'est l'esprit vital qui domine. Le σφυγμός, pouls, est le mouvement naturel, indépendant de notre volonté, qui dilate et resserre tour à tour le cœur et les artères. Les médecins anciens en ont donné la définition que voici : « Le pouls est la contraction et la dilatation involontaire des » artères et du cœur. »

Le foie, jeté pour nous si simplement sur le trajet des veines qui rapportent le sang de la portion abdominale du tube digestif, a été cependant le plus grand obstacle à la découverte de tout le cercle circulatoire. Il était si bien admis que les veines naissaient de cet organe, que le sang s'y formait, que chacun trouvait naturel de faire marcher le liquide vers la périphérie, comme y marchait déjà le contenu des artères, obscurci lui-même par la qualification d'esprit vital. Cette erreur, toutefois, trouva toujours des adversaires, qui d'ailleurs passèrent inaperçus tant l'opinion dominante faisait autorité. Le XVIe siècle devait préparer la grande découverte qui fit tant d'honneur au siècle suivant, et le fait le plus influent à cet égard fut sans doute l'exposition que Michel Servet fit incidemment, dans une dissertation théologique, de la voie que suit le sang pour aller du ventricule droit au ventricule gauche. Les lignes principales de ce passage sont les suivantes :

« ..... Generatur ex facta in pulmonibus mixtione inspirati » aeris cum elaborato subtili sanguine, quem dexter ventriculus » cordis sinistri communicat. Fit autem communicatio hæc, » non per parietem cordis mediam, ut vulgo creditur, sed » magno artificio a dextro cordis ventriculo, longo per pul- » mones ductu, agitatur sanguis subtilis : a pulmonibus præ- » paratur, flavus efficitur : et a vena arteriosa in arteriam » venosam transfunditur. Deinde in ipsa arteria venosa inspi- » rato aeri miscetur, et expiratione a fuligine repurgatur, atque » ita tandem a sinistro cordis ventriculo totum mixtum per » diastolem attrahitur, apta supplex, ut fiat spiritus vitalis..... » Flavus ille color a pulmonibus datur sanguini spirituato, » non a corde. » (*Christianismi restitutio M. Serveti*, 1553, *de Trinitate*, lib. V, p. 170.) Servet ajoute que ce qu'il dit là est de tout point conforme à ce qu'on peut lire dans les 6e et 7e livres de Galien : *De usu partium*.

§ 209. — Vers la même époque, Barth. Cabrol, professeur de Montpellier, s'élève contre l'habitude qu'ont tous les anatomistes de dire que les racines de la veine porte sont dans le foie, et que ses branches se répandent dans les intestins en traversant le mésentère. Il assure que si quelqu'un osait prétendre qu'il en est autrement, il pourrait passer pour un homme dépourvu de sens commun. Cependant, ajoute-t-il, je crois devoir avancer que la disposition de cette veine est tout le contraire de ce qu'on admet, et mon opinion est conforme aux doctrines d'Hippocrate, de Platon et de Galien. (Barth. Cabrolii *Observationes variæ*, 1560.) Pendant que Cabrol soutenait cette opinion à Montpellier, Paris entendait Fernel lui dire que : « Les mêmes veines ont la propriété de » porter le chyle au foie et le sang aux intestins. » R. Colombo, dans le même temps, professeur à Rome, nous prouve combien cette matière était controversée; il expose la marche du sang dans les poumons, absolunent comme M. Servet, et croit être le premier qui l'ait fait : *Quod nemo hactenus aut animadvertit, aut scriptum reliquit*. Dans cet auteur, le sang est bien conduit jusqu'au système capillaire général : « L'air, introduit dans les » poumons, se mêle au sang apporté par l'artère veineuse, et » le sang et cet air mêlés ensemble sont portés par la veine » artérielle au ventricule gauche qui, au moyen de l'artère » aorte, le distribue à toutes les parties du corps. » (*De re anatomica*, 1559.)

Nous arrivons ainsi à cette fin du XVIe siècle qui ramène enfin le sang de *toutes les parties du corps* à ce ventricule droit, d'où chacun savait le faire partir. Sans vouloir mettre en question la gloire acquise à Harvey, on peut encore se demander qui a fait le signe, qui a dit le mot qu'il suffisait de dire ou de faire, au point où en étaient les choses, pour que la vérité sortit enfin de cette question. Fabrice d'Aquapendente vivait alors dans le nord de l'Italie; c'est en 1574 qu'il découvre les valvules des veines ou du moins qu'il les décrit avec soin. Ce travail a une grande importance; mais, contrairement à l'opinion généralement admise et chaque jour professée, Fabrice n'y trouva pas un motif pour modifier ses idées sur la marche du sang dans ces vaisseaux, idées qui étaient celles du temps; et s'exprime ainsi sur leur usage : « Je pense que ces valvules ont été faites » par la nature, pour ralentir et modérer la marche du sang

» qui aurait pu, comme un fleuve, se précipiter vers les pieds
» et les mains et y stationner ; les parties supérieures des membres auraient pu ainsi manquer d'aliment pendant que les pieds et les mains auraient été dans un perpétuel gonflement.
» Les valvules des veines ont donc été faites, pour que le sang fût distribué à toutes les parties qu'il doit nourrir, avec une juste mesure et une admirable proportion..... Qui se serait douté que l'intérieur des veines avait des membranes et de petites portes, lorsque surtout la cavité des veines qui était faite pour porter le sang à toutes les parties du corps, devait être libre, pour donner un libre passage au sang. Les artères n'avaient pas besoin de valvules, parce que le flux et le reflux du sang y est perpétuel. » N'est-il pas démontré par cette citation que pour Fabrice le sang des veines allait du cœur à la périphérie et contre le sens même des valvules qu'il venait de découvrir. C'est ici que se place Paolo Sarpi, préludant par des études de la nature aux travaux de théologie qui en ont fait une des autorités de l'Église. Ami de Fabrice, il en suivait les recherches, en écoutait les leçons et opposait parfois ses propres opinions à celles du professeur. On croit que l'examen des valvules des veines devint le sujet de l'une de ces discussions où Sarpi voyait tout autrement que Fabrice, et que l'auditeur soutint son sentiment avec une grande énergie, prétendant que la disposition de ces membranes repliées indiquait une marche du sang veineux toute différente de celle qu'on lui supposait. Cette opinion de Sarpi, pour n'avoir pas ébranlé Fabrice, dut frapper quelques personnes, témoins de ces intéressants débats. Harvey, jeune alors et demandant à l'Italie ce complément d'instruction que chacun y venait puiser, assista-t-il aux luttes amicales des deux maîtres italiens, ou trouva-t-il ailleurs dans ce pays, l'opinion défendue par Sarpi? Là est le doute; ce qui, nous le répétons, ne saurait diminuer en rien l'immense mérite du travail publié en 1628 par Harvey, et qui restera pendant longtemps un chef-d'œuvre de méthode et de clarté. Il serait seulement à désirer qu'on publiât ceux des

ouvrages de Sarpi qui n'ont pas vu le jour et que l'on dit être à Venise. On y trouverait, sans doute, des fragments précieux sur cette question, ou au moins sur la manière dont cet esprit original a envisagé plusieurs des sujets agités à cette époque.

Le dernier mot est loin d'être dit sur la circulation; seulement son mécanisme admirable est l'un de ceux que nous comprenons le mieux, et notre esprit en embrasse sans peine et l'ensemble et les détails. Depuis longtemps on est d'accord pour reconnaître la double action des ventricules et des artères sur le liquide contenu dans ces vaisseaux; on l'est moins sur la part très considérable qu'a l'aspiration sur la marche du sang dans les veines. Chacun des arcs circulatoires compris entre un ventricule et une oreillette commence et finit par un moteur; l'un chasse, l'autre attire, et dans leur action simultanée ils doublent leur puissance. Du ventricule au système capillaire, le propulseur n'a pas seulement la force nécessaire à ébranler la colonne sanguine; cette force excède encore l'effort à surmonter dans une proportion qui s'épuise dans la dilatation de l'artère, et que celle-ci rend à son tour par sa contraction; aussi les vaisseaux artériels n'empruntent-ils aucun secours au dehors. Du système capillaire à l'oreillette, le sang obéit bien au *vis a tergo* qui lui vient de la colonne artérielle; mais il se meut surtout sous l'effort aspirateur de l'oreillette. Cette aspiration change toutes les conditions du vaisseau : plus passif que l'artère, il n'en a pas la puissance; mais devant favoriser la force qui agit sur lui, il le fait en profitant de toutes les conditions de voisinage qui lui permettent de s'attacher, de se tendre. Qu'elle traverse les os, les aponévroses, qu'elle chemine dans les places fibreuses, dans les parenchymes, partout la veine contracte des adhérences qui la tiennent distendue. Le mécanisme des sinus de la dure-mère, celui du trou carré du diaphragme; la disposition des arcades sous lesquelles passent ces vaisseaux pour entrer dans le ventre et dans la poitrine, sont autant de faits connus et appréciés. Il en est de même de l'adhérence intime des veines au parenchyme des viscères : foie, cœur, rate, poumons. Si nous ajoutons à cela les valvules et le nombre réel de ces vaisseaux bien supérieurs aux besoins effectifs, nous aurons une idée de toutes les ressources qui concourent à la marche du sang dans les veines.

§ 210. — Les conditions différentes propres aux artères et aux veines sont surtout remarquables dans des points où on ne les a pas signalées, malgré qu'un contraste frappant les rende plus sensibles. On décrit généralement la gaîne des vaisseaux, là où une artère et une veine cheminent côte à côte, comme un canal fibreux qui contient les deux vaisseaux entourés de tissu cellulaire. Le canal fibreux existe bien, mais une cloison fibreuse le partage toujours en deux canaux distincts, l'un pour l'artère, l'autre pour la veine ; la première est entourée d'un tissu cellulaire lâche qui lui laisse toute liberté pour son jeu ; la seconde est aussi entourée de tissu cellulaire, mais d'un tissu serré qui l'attache aux parois de son canal.

§ 211. — Le plus ou moins d'adhérence des artères et des veines aux parenchymes est reconnaissable partout ; mais nulle part il n'est plus marqué qu'au foie, où les deux vaisseaux sous-hépatiques, l'artère et les branches de la veine, qui là sont des artères, sont libres dans un tissu cellulaire lâche, la capsule de Glisson, tandis que les véritables veines par l'action, les veines sus-hépatiques, sont maintenues béantes par l'adhérence la plus serrée. A cette disposition s'ajoute ici la multiplicité et le peu de longueur des veines secondaires s'ouvrant dans les troncs principaux. L'aspect de ces derniers est très remarquable sous ce rapport, et plus encore sur les gros animaux que sur l'homme.

§ 212. — Les appellations de sang veineux et de sang artériel, généralement employées, sont fâcheuses, parce qu'elles perpétuent une erreur, tout le sang veineux n'étant pas dans des veines, non plus que tout le sang artériel dans des artères ; et aussi parce qu'elles s'opposent à ce qu'on se pénètre bien de cette idée, que la nature du sang ne préjuge pas le vaisseau, comme le vaisseau ne préjuge pas le sang. La nature du vaisseau est en rapport avec l'action mécanique dont il est l'un des agents. Tout vaisseau faisant suite à un propulseur (ventricule) est une artère; tout vaisseau aboutissant à un aspirateur (oreillette) est une veine. Si le sang chassé par le ventricule est du sang rouge, il s'altère en traversant le système capillaire et se retrouve sang noir dans la veine correspondante : c'est le cas du grand arc circulatoire. Si le sang chassé par le ventricule est noir, il s'hématose en traversant le système capillaire et se retrouve sang rouge dans la veine correspondante ; c'est ce qui a lieu dans le petit arc circulatoire, la circulation pulmonaire. Il n'y a donc que du sang rouge et du sang noir ; l'un allant du système capillaire général au système capillaire des poumons; l'autre allant du système capillaire des poumons au système capillaire général. Chacun de ces sangs parcourt une moitié du cercle circulatoire, et dispose des mêmes agents de locomotion : une veine, une oreillette, un ventricule et une artère. La différence n'est que dans le développement relatif de ces agents. Pour le sang noir, la distance du système capillaire général à l'oreillette est considérable : veine grande, oreillette forte; pour le même sang, du ventricule au système capillaire pulmonaire, la distance est petite : ventricule faible, petite artère; pour le sang rouge, des conditions diamétralement opposées entraînent des dispositions inverses : petite veine, oreillette faible, ventricule puissant, grande artère. Les vaisseaux et les cœurs n'ont donc aucune influence vitale sur le sang; ils n'exercent sur lui qu'une action dynamique.

§ 213. — La circulation pulmonaire est à vrai dire la circulation normale; tout y est conforme aux lois les plus simples qui règlent cette fonction. Il n'en est pas de même de la circulation générale : régulière dans sa portion artérielle, elle ne l'est plus dans sa portion veineuse où un groupe important de ces vaisseaux, en se jetant dans le foie, se soustrait à l'action de l'oreillette et nécessite une disposition exceptionnelle des plus remarquables. Les veines qui arrivent au foie par un tronc que l'on nomme veine porte sont des veines par tous leurs caractères ; mais elles ont à entrer dans le foie, à le traverser ; elles n'ont pas seulement alors les apparences du rôle des artères, parce qu'elles jettent le sang dans un organe ; elles en ont la nature et l'action essentielle, la contraction ; le sinus de la veine porte est plus qu'élastique, et les veines qui en partent pour aller dans le foie sont des artères très complètes par la texture et l'indépendance de leurs parois.

§ 214. — Les cœurs, comme tous les organes précieux, ont été placés profondément et abrités avec soin : par application du principe de bonne économie des moyens exceptionnels qu'elle emploie, et dont les exemples fourmillent dans l'organisme, la nature a rapproché, uni les deux cœurs ; elle les a placés au milieu des poumons ; puis autour de ces organes ainsi groupés, ramassés, elle a établi des moyens de protection qui leur sont communs. Pour faciliter le jeu de ces cœurs, leurs parties ont été rapprochées, dans un ordre qui ne s'est préoccupé que d'être favorable à la similitude et à la simultanéité de leur action ; et ces organes étant renversés, les ventricules, d'une part, les oreillettes, de l'autre, ont été adossés ainsi que nous les observons. Ce renversement, cet entassement des cœurs a été l'une des grandes difficultés qui, pendant si longtemps, ont paralysé les efforts des physiologistes. De plus, si les rapports immédiats des cœurs avec les poumons ont permis que ces dispositions n'eussent aucune influence fâcheuse sur la petite circulation, il n'a pu en être ainsi pour la grande. Les vaisseaux ont dû se contourner, se tordre, et quelques uns d'entre eux enfin se sont trouvés dans des conditions désavantageuses de trajet et d'abouchement. Ces observations s'appliquent surtout aux veines obligées de venir chercher leur oreillette très à droite ; la marche du sang dans toutes les veines gauches a été moins facile que du côté opposé. N'est-ce pas ce qui résulte d'un coup d'œil jeté sur les deux sous-clavières, sur les deux iliaques, sur les deux spermatiques ? A droite, l'aspiration a toute son énergie, parce qu'elle est directe ; à gauche, elle est affaiblie par l'obliquité des vaisseaux et leur plus grande longueur.

§ 215. — Pour les veines de la partie gauche du bassin et pour celles du membre abdominal correspondant, il y a de plus une circonstance très défavorable que personne n'indique, malgré son importance. C'est le passage de la veine iliaque primitive gauche derrière l'artère iliaque primitive droite. On ne saurait méconnaître que c'est une condition fâcheuse pour la veine ainsi comprimée entre une grosse artère et un plan osseux.

§ 216. — On ne nous semble pas avoir tiré de ces faits leurs conséquences physiologiques et pathologiques. Partons de ce principe incontesté, que dans toute circulation la marche du sang est subordonnée aux deux forces que nous avons indiquées : la force ventriculo-artérielle qui pousse, la force auriculo-veineuse qui attire. Les difficultés de passage aux capillaires sont surmontées par ces deux forces, et elles les exigent toutes deux : si la première faiblit, la seconde est insuffisante pour la suppléer ; si c'est la seconde qui perd de son énergie, la première non plus ne saurait se substituer à elle. Là est la cause dynamique de plusieurs affections, mais surtout de beaucoup d'hydropisies.

§ 217. — Ce qui se passe dans certaines conditions pathologiques ne se passe-t-il pas constamment dans l'état normal ? Les deux moitiés latérales du corps sont inégales : celles de droite sont plus fortes, celles de gauche sont moins développées ; par un effet naturel de notre instinct, en employant de préférence les organes les plus forts, nous avons donné à toutes nos parties droites plus d'habitude, plus d'adresse. Ces faits ne sont pas contestés, mais quelle en est la cause ? Est-elle dans les dispositions artérielles ? Non ; car, au contraire, la nature a constitué les artères de gauche de manière à contre-balancer le désavantage fait aux veines de ce côté. Elle est pour nous dans les conditions de longueur et d'obliquité des veines gauches. Plus rebelles à l'aspiration que l'oreillette droite exerce sur toutes les veines, elles ralentissent la marche du sang dans les capillaires d'où elles émanent et une infériorité de nutrition et de développement est la conséquence de cette infériorité dans l'aspiration.

§ 218. — Si de l'appréciation des faits physiologiques, nous passons à celle des faits pathologiques, nous ferons remarquer que s'il est vrai que les capillaires soient le siége principal de tous les actes morbides, la maladie devra être chez eux en raison inverse de l'activité de la marche du sang qui les traverse ; c'est, en effet, ce qui a lieu : les maladies sont beaucoup plus fréquentes à gauche qu'à droite ; et nous ne parlons pas seulement de celles qui, comme les varices, peuvent être rattachées à des causes mécaniques ; nous parlons de toutes les maladies.

§ 219. — Aujourd'hui encore, tout en reconnaissant que le varicocèle se montre bien plus souvent du côté gauche que du côté droit, on cherche une explication de ce fait en dehors de la disposition anatomique des veines. C'est à notre sens une erreur, et les anciens nous semblent ne s'être pas trompés lorsqu'ils ont dit que la veine spermatique gauche arrivant à la veine émulgente du même côté était dans des conditions moins favorables à la marche du sang que la veine spermatique droite qui s'ouvre directement dans le tronc de la veine cave ascendante.

§ 220. — Tandis que personne ne conteste plus cette particularité du varicocèle, qui le constitue une maladie très commune à gauche et très rare à droite, il est au moins étonnant qu'aucun auteur n'indique si les varices des membres abdominaux présentent quelque chose d'analogue. Cette maladie, elle-même si fréquente, n'a-t-elle pas de côté de prédilection ? l'observe-t-on indistinctement sur l'un et l'autre membre, ou la différence qui peut exister entre l'un et l'autre est-elle inappréciable ou seulement insignifiante ? Non, et nous ne craignons pas de dire que la partialité des varices pour la jambe gauche est au moins égale à celle du varicocèle pour le cordon du même côté. Frappé depuis longtemps de cette observation, nous avons voulu la préciser: pour cela nous nous sommes adressé aux jeunes appelés du département de la Seine qui, tous les ans, répondent à la loi du recrutement. Ces jeunes gens, examinés dans le cours de leur vingt et unième année, fournissent un nombre très considérable de cas de varices. Dans un examen qui a embrassé cinq cents sujets, un sur douze s'en sont montrés atteints, et sept fois sur huit l'affection occupait le membre gauche. Ce fait, pour nous, a sa cause, comme le varicocèle, dans une disposition particulière des veines, et cette disposition, c'est le passage de la veine iliaque primitive gauche derrière l'artère iliaque primitive droite. Ces rapports entraînent pour le premier de ces vaisseaux une compression qui doit, en effet, avec le concours des circonstances déterminantes, favoriser le développement de la maladie qui nous occupe.

§ 221. — Des observations précédentes il est encore ressorti pour nous que c'est avec raison que certains auteurs, dans l'étiologie des varices, accordent beaucoup aux causes physiques qui entravent la circulation veineuse. A Paris, les jeunes gens examinés appartiennent à toutes les classes, à toutes les professions. *A priori* l'on supposerait que les varices se trouveront plus particulièrement sur les ouvriers employés à des travaux pénibles; on se tromperait : elles sont au moins aussi fréquentes parmi les jeunes gens de la classe aisée; et alors aussi il est facile de les rattacher à des compressions du ventre, commandées par la mode, et dont les téguments portent souvent l'empreinte irrécusable au moment de l'examen. Tout ce qui précède nous semble avoir suffisamment établi que les veines de gauche sont pour la marche du sang dans des conditions inférieures à celles de droite. Si nous rappelons ensuite que le canal thoracique vient s'ouvrir dans les premières de ces veines, qu'il y arrive par un orifice étroit et après des flexuosités nombreuses et brusques, nous ne pourrons admettre que cette insertion du vaisseau lymphatique ait pour but de faciliter la marche de son liquide ; nous croyons, au contraire, que c'est l'arrivée de la lymphe qui, par ses jets saccadés, vient en aide au mouvement du sang.

§ 222. — Si des varices notre attention se porte sur les autres affections, et quelle que soit leur nature, les œdèmes, les ulcères, les tumeurs, etc., elle constatera toujours la vérité de cette assertion : les maladies sont plus communes du côté gauche que du côté droit.

§ 223. — Les artères, les veines et les absorbants se prêtent donc à des rapprochements intéressants. Les deux premiers ordres de vaisseaux, agents d'un même appareil, ont des caractères propres à chacun d'eux et très différents : l'artère, épaisse, contractile, libre dans les tissus qu'elle traverse, redoute surtout les adhérences et les pressions ; elle est identique à elle-même dans les deux circulations ; trouve dans le ventricule auquel elle fait suite et en elle-même, la force suffisante à la propulsion du sang qu'elle contient.

La veine, plus mince, moins contractile, toujours plus ou moins adhérente aux parties qui l'environnent, recherche les attaches, attaches dans les parenchymes, attaches dans les conduits qui la contiennent, attaches aux ouvertures de toute espèce à travers lesquelles elle passe : ouvertures osseuses, ouvertures aponévrotiques. Dans l'appareil circulatoire pulmonaire ces conditions des veines leur suffisent ; dans la circulation générale il en est tout autrement. Ici la nature particulière à chaque organe, sa position, ses usages, sont autant de circonstances qui pourront gêner l'action de ces veines : aussi les voyons-nous varier elles-mêmes par le nombre, les anastomoses, la nature même, pour surmonter les obstacles qu'elles rencontrent. C'est ainsi qu'elles forment tout un système de vaisseaux superficiels à part. En principe, de moins en moins nombreuses à mesure qu'elles se rapprochent de l'oreillette droite, s'il en est besoin elles font le contraire, et d'un état simple passent à un état compliqué. L'occasion de se tendre exige-t-elle le sacrifice de leur forme canaliculée ; elles s'y résignent et se soumettent à toutes les exigences des organes dans lesquels elles se transforment ainsi : tous les sinus en sont la preuve. La nature de leurs tuniques n'est pas moins variable ; tour à tour on les rencontre fibreuses, fibreuses jaunes, musculeuses ; enfin, dans quelques cas, impuissantes malgré tant d'artifices, elles abdiquent, et un appareil artériel complet leur vient en aide, se substitue à elles : c'est ce que nous montre tout le système de la veine porte, veineux des capillaires généraux au foie, artériel du foie aux capillaires hépatiques.

Les absorbants enfin, indépendants, isolés, trouvent dans la simplicité de leur organisation la force nécessaire à leur action. La division et l'anastomose sont leurs seuls artifices ; nulle part ils ne modifient leur nature, partout ils restent ces poches contractiles s'aidant mutuellement et trouvant dans leur nombre infini la force nécessaire à leur importante fonction, ne recevant aucun secours de la circulation sanguine, et peut être étant l'un de ses auxiliaires.

EXPLICATION DES PLANCHES.

PLANCHE I.

APPAREIL HYDROTOMIQUE EN PLACE. — ON OPÈRE SUR UNE PORTION D'INTESTIN. — RÉUNION DE TOUTES LES PIÈCES ACCESSOIRES.

Appareil construit par M. Charrière.

Fig. 1. — A. Conduit d'eau de la salle de dissection. — B. Tube soudé sur A, muni d'un robinet *a* et d'un ajutage *b*. — C. Manchon de cuir fixé sur *b*. Cette attache est indiquée ici au moyen d'une ficelle ; on verra, par une figure 7 de la planche 6, que le manchon peut se rattacher au tube B à l'aide d'un écrou à bague folle. — D. Gros tube de 20 centimètres de longueur sur 15 millimètres de diamètre. — *c*. Son tube postérieur avec robinet et recevant le manchon C. — *d*,*d'*,*d''*. Tubes partant de la partie antérieure de D, également munis de robinets. Le robinet *d* est ouvert ; *d'*,*d''* sont fermés. — E,F,G. Tubes flexibles, imperméables, et tous engagés dans des canules *e*,*e'*,*e''*. — E. Plus long, montre une main promenant un jet d'eau sur la pièce anatomique. — Les canules de F et de G sont fixées dans des vaisseaux ; celle de G est précédée d'une canule coudée qui lui permet d'agir dans un sens opposé à F. — H. Une portion d'intestin. — I,I. La table sur laquelle on opère. — J. Le pied de cette table.

Fig. 2. — Manchon de cuir. — A,B. Ses deux extrémités. L'expérience apprend de bonne heure combien il est avantageux d'avoir un certain nombre de ces tubes de cuir, de différentes longueurs et de différents diamètres, pour s'installer dans tous les lieux où il y a de l'eau.

Fig. 3. — L'un des trois tubes qui partent de *d*,*d'*,*d''* de la figure 1 ; il a 40 centimètres de longueur et est pourvu à chaque extrémité d'une garniture de cuivre qui lui permet de s'adapter à frottement externe soit à *d*,*d'*,*d''* en arrière, soit à toutes les autres pièces en avant. Chaque garniture de cuivre est creusée d'une rainure circulaire, où l'application d'un fil ciré assure l'union à frottement de toutes les pièces entre elles.

Fig. 4. — L'un des cinq tubes rallonges de l'appareil ; il a aussi 40 centimètres de longueur. — A,B. Des garnitures analogues à celles du tube précédent.

Fig. 5. — Une canule devant l'extrémité B de la dernière pièce, et pouvant la recevoir.

Fig. 6. — Cinq canules de différentes grosseurs ; demi-grandeur.

Fig. 7. — Une canule pour les grosses artères.

Fig. 8. — Deux canules, l'une droite, l'autre courbe, à extrémité mousse pour les explorations.

Fig. 9. — Une des deux canules coudées pour faciliter la flexion des tubes.

Fig. 10. — Un robinet permettant à l'exploration de régler la marche de l'eau dont elle se sert.

Fig. 11. — Trois pinces à ressort, pour fermer les vaisseaux ou les lier.

Fig. 12. — Une canule de fer-blanc. Il est bon d'en avoir plusieurs pour réunir des tubes de cuir, s'il en est besoin.

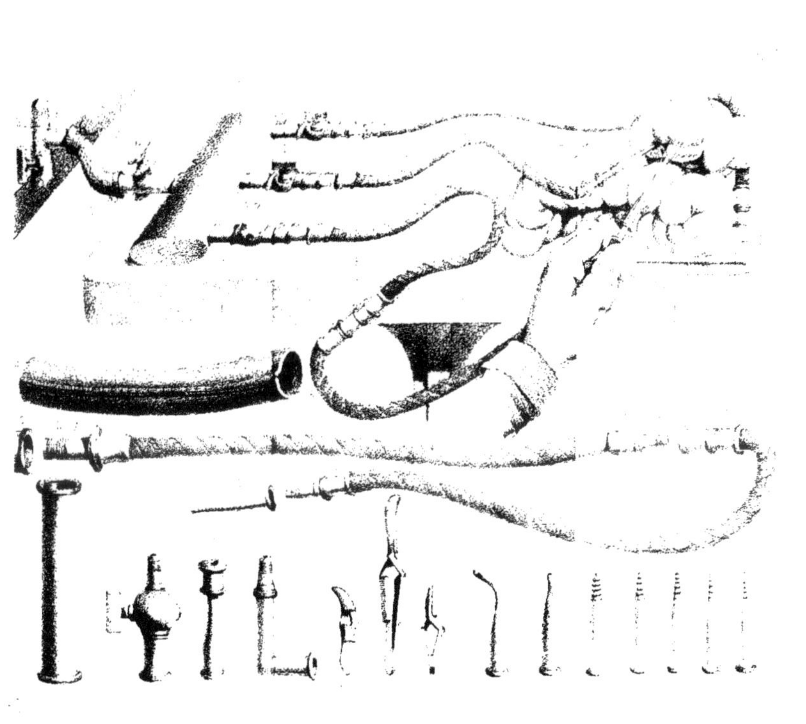

PLANCHE II.

Fig. 1. — Coupe suivant l'épaisseur de la peau et des parties sous-cutanées hydrotomisées. — A. Le derme et l'épiderme. — B. Le tissu cellulaire sous-cutané. — *a*. Beaucoup de graisse. — *b*. Les glandes de la sueur. — C. Le *fascia superficialis*. — D. Le tissu cellulaire situé au-dessous de ce *fascia*. — E. L'aponévrose d'enveloppe des muscles. — F. Les muscles.

Fig. 2. — Épiderme détaché par l'hydrotomie et vu au microscope par sa face adhérente. — A,A. Les canaux sudorifères. — B,B. Renflements de ces canaux à leur point d'abouchement à l'épiderme.

Fig. 3. — Indiquant la direction probablement oblique de l'orifice sudorifère qui traverse l'épiderme. — A. L'épiderme. — B. Le canal sudorifère. — C. Son renflement terminal. — D. Son orifice externe.

Fig. 4. — Cherchant à donner une idée de l'aspect qu'offre la coupe d'une langue hydrotomisée. A,A. La surface supérieure de la langue. — B. Coupe de l'os maxillaire. — C. Génio-glosse formant par son épanouissement la plus grande partie des fibres verticales de la langue. — D,D. Section des fibres transversales s'entrecroisant avec les fibres verticales. (C'est surtout dans ces préparations que le crayon est impuissant à rendre les effets hydrotomiques.)

Fig. 5. — Papilles filiformes et fungiformes.

Fig. 6. — Montrant que les papilles dites à calice ne sont que des papilles fungiformes placées dans des dépressions particulières. — A. La papille fungiforme. — B. La dépression. — C. Groupe de glandes placées au-dessous de B (figure faite d'après le cheval).

Fig. 7. — Papilles cornées de la langue du chat, ayant à la partie inférieure de leur convexité deux renflements glandulaires qui doivent se vider lorsque les papilles sont ramenées en avant par l'action de lécher.

Fig. 8. — Face inférieure de la langue du chien montrant le corps propre aux carnivores, et vulgairement connu sous le nom de fibro-cartilage de la langue. — A,A,A. La langue. — B,B. Les muscles génio-glosses jetés en dehors. — C. Ce corps particulier. — D. Extrémité antérieure de C, très adhérente à la pointe de la langue. — E. Son extrémité postérieure mobile dans le tissu cellulaire.

Fig. 9. — Coupe transversale de ce corps. — A,A. L'enveloppe fibreuse de ce corps. — B. Son appareil musculaire. — C. Couche de graisse placée au-dessous de B. — D. Point où l'on croit voir un canal. — E. Répond au bord supérieur de ce corps ; c'est celui qui reçoit les vaisseaux et les nerfs.

Fig. 10. — Plaque glandulaire que nous avons souvent rencontrée à la face postérieure du pharynx de l'homme. Cette plaque est légèrement en retrait sur le reste de la membrane muqueuse. — A. La membrane muqueuse. — B. La plaque. — C,C. Les orifices de B.

Fig. 11. — Coupe suivant l'épaisseur des parois d'un pharynx hydrotomisé dans un point répondant à la plaque précédente. — A. La membrane muqueuse. — B. La couche musculaire du pharynx. — C. Couche celluleuse placée entre A et B. — D,D. Glandes placées dans C, appliquées contre A, et répondant aux orifices C,C, de la fig. 10. (Cette disposition est celle que l'on retrouve dans toute l'étendue de l'œsophage.)

Fig. 12. — Représentant la forme du voile du palais du chien. La tête de l'animal est couchée sur sa face supérieure. — A. La voûte palatine. — B,B. Les dernières molaires. — C. Le voile du palais. — D. Orifice circulaire et contractile de C. — E,E. Les amygdales. — F,F. Replis membraneux abritant E,E, et remplaçant les piliers du voile du palais de l'homme, qui ne peuvent pas exister ici. — G,G. Larynx et trachée-artère ouverts et renversés pour montrer : — H. L'œsophage. — I. Un bourrelet glandulaire considérable placé à l'extrémité supérieure de H.

Pl. 2.

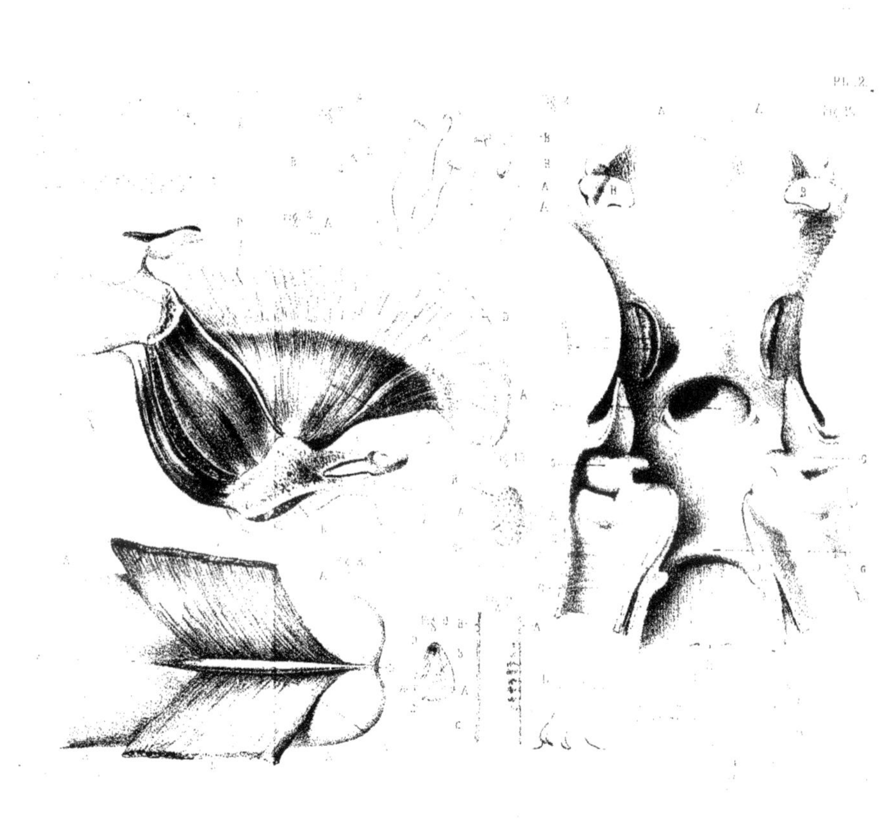

PLANCHE III.

Fig. 1. — Pharynx du porc vu par sa face postérieure. — A. Le trou occipital. — B. Le constricteur inférieur. — C. La trachée-artère. — D. L'œsophage. — L'extrémité inférieure de la poche glandulaire pharyngienne.

Fig. 2. — Coupe longitudinale du pharynx du porc. — A. Cavité pharyngienne. — B,B. Intérieur du larynx et de la trachée-artère. — C. Canal de l'œsophage. — D. Cavité de la poche glandulaire pharyngienne. — E. Orifice de cette poche en arrière de l'orifice supérieur de l'œsophage.

Fig. 3. — Coupe suivant l'épaisseur de toutes les tuniques d'un estomac hydrotomisé. — A. La couche glandulaire épidermique. — B. Le derme de la membrane muqueuse. — C. La couche celluleuse sous-muqueuse (fibreuse des uns, nerveuse des autres). — D. Les musculeuse et péritonéale réunies.

Fig. 4. — Portion d'intestin grêle hydrotomisé voulant surtout montrer : — A. Les faisceaux musculaires circulaires bien séparés par l'infiltration. — B. La bande qui suit le bord libre de cet intestin.

Fig. 5. — Coupe suivant l'épaisseur de toutes les tuniques d'une portion du jéjunum prise très haut. — A. Les tuniques péritonéale et musculeuse réunies. — B. La couche celluleuse sous-muqueuse. — C. Cette couche pénétrant entre les replis de la muqueuse qui forment les valvules conniventes. — D,D,D,D. Vaisseaux dans C. — E,E,E,E. Les valvules conniventes infiltrées. — F. Le derme de la membrane muqueuse. — G. Les organes épidermiques de cette membrane.

Fig. 6. — Mêmes parties que la fig. 5, mais plus détaillées. — A. Le péritoine et la musculeuse réunis. — B. La couche celluleuse sous-muqueuse. — D. Le derme de la muqueuse. — E. Les villosités. — F. Les glandes de Galeati (plus communément de Lieberkuhn), glandes épidermiques. — G. Les glandes de Brunner, glandes hypodermiques qui ne se trouvent que dans l'intestin grêle.

Fig. 7. — Coupe de toutes les tuniques de l'intestin grêle d'un carnivore. — A. Péritoine et musculeuse réunis. — B. Celluleuse sous-muqueuse. — C. Derme de la muqueuse. — D. Couche épaisse et serrée de glandes digestives. — E. Couche de villosités placées en avant de D. — F. L'ensemble d'une plaque de Peyer. — G,G,G,G,G. Les follicules, organes essentiels de F. — H,H,H,H,H. Orifices de G,G,G. — I. Villosités entre G,G,G. — J,J,J,J,J. Dépressions profondes de C, formant cupules et recevant G,G,G.

Fig. 8. — Même coupe du gros intestin d'un carnivore, et comme précédemment A,B,C,D. — E. Follicule constituant une glande solitaire. — F. Orifice de E. — J. Dépression de A, recevant F.

Fig. 9. — Face externe du derme muqueux de l'intestin grêle (carnivore), dont on a enlevé tous les organes épidermiques. — A est l'ensemble des cupules formant une plaque de Peyer.

Fig. 10. — Face externe du derme muqueux du gros intestin (carnivore) découvert comme précédemment. — A,A,A, sont les cupules qui reçoivent les glandes solitaires.

Fig. 11. — Couche glandulaire épidermique du gros intestin de l'homme, séparée de son derme et vue par sa face libre. — A,A,A, etc., sont les orifices des glandes en tubes.

Fig. 12. — Même couche vue par sa face adhérente. — A,A,A, etc. Les glandes en tubes vues par leur extrémité close.

Fig. 13. — Un groupe de glandes en tubes du gros intestin d'un carnivore. — A. La face superficielle. — B. La face profonde.

Fig. 14. — Figure empruntée à Galeati (1731) représentant A,A. Les glandes en tubes de l'intestin grêle, et B,B, ses villosités.

Fig. 15. — Membrane muqueuse de l'estomac du cheval. — A,A,A. La couche glandulaire épidermique coupée dans son épaisseur. — B. Le derme caché par A,A. — C. Les orifices nombreux et réguliers dont B est percé.

Fig. 16. — Villosités représentées par Loder. — AA. Les villosités. — B,B. Orifice à l'extrémité libre de A,A.

Fig. 17. — Villosité du chien vue au microscope, immédiatement après avoir été prise sur l'animal vivant. — A,A,A. Portion périphérique de la villosité formée par ses épithéliums. — B,B. Portion centrale. — C,C,C. Réseau vasculaire sanguin enveloppant cette portion centrale. — D,D,D. Plis transversaux que présente la portion périphérique de la villosité pendant la contraction.

Fig. 18. — La même villosité allongée par le compresseur.

Fig. 19. — Villosité prise sur un cheval vivant.

Fig. 20. — Villosité prise sur un mouton vivant.

Fig. 21. — Portion de frange synoviale donnée comme exemple de glandes épidermiques projetées.

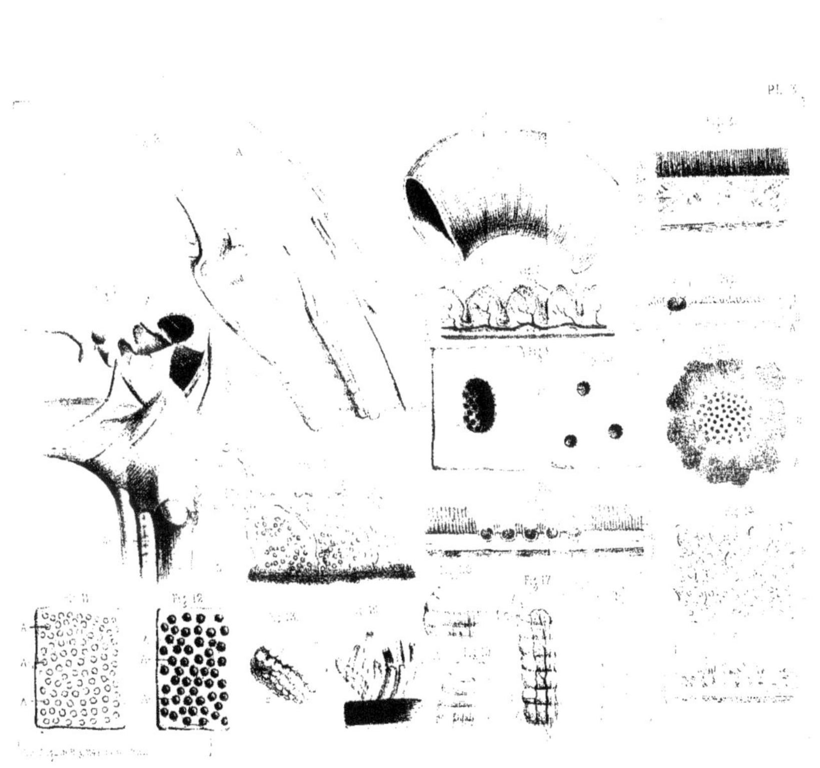

PLANCHE IV.

Fig. 1. — Mode d'insertion des canaux pancréatiques et biliaire dans le chien. — **A,A.** L'intestin grêle. — **B,B.** Le pancréas. — **C.** Le canal pancréatique principal. — **D.** Le canal pancréatique accessoire. — **E.** Le canal cholédoque.

Fig. 2. — Même sujet chez la poule. — **A.** L'estomac. — **B,B.** L'intestin. — **C,C.** Le pancréas. — **D.** La vésicule biliaire. — **E.** Le canal cystique. — **F.** Le canal cholédoque. — **G,H.** Deux canaux pancréatiques s'ouvrant avec **E** et **F** dans **B**. — **I.** Troisième canal pancréatique s'ouvrant seul dans l'intestin. — **J,J,J,J.** Vaisseaux allant de l'intestin au pancréas.

Fig. 3, 4, 5. — Trois coupes transversales de la tête de la verge de l'homme hydrotomisée, montrant que le tissu érectile du canal de l'urètre est distinct de celui de la tête de l'organe. — **A,A,A.** Orifice du canal de l'urètre. — **B,B,B.** Tissu érectile de l'urètre. — **C,C,C.** Tissu érectile du gland. — **D,D.** Extrémité des corps caverneux. — **E,E.** Les corps caverneux plus en arrière que **D,D.**

Fig. 6. — Coupe transversale et horizontale du même organe indiquant et la terminaison isolée de chaque corps caverneux en avant, et de nouveau que le tissu érectile de l'urètre et celui du gland sont distincts. — **A,A.** Les corps caverneux. — **B,B.** Le tissu érectile du gland. — **C.** Celui de l'urètre.

Fig. 7. — Représentant le froncement remarquable de la membrane interne des artères caverneuses. — Grossissement considérable.

Fig. 8. — Coupe transversale de la verge du cheval. — **A,A.** Les corps caverneux. — **B,B,B.** Enveloppe fibreuse formant à la partie inférieure une gouttière profonde dans laquelle sont logés : — **C**, le canal de l'urètre, et **D**, le tissu érectile de **C**. — **E,E.** Coupe de l'appareil musculaire qui ferme la gouttière urétrale. — *a,a.* Faisceaux musculaires transversaux. — *b,b.* Faisceaux musculaires longitudinaux.

Fig. 9. — Même coupe sur le bœuf dont la verge est bien plus fibreuse. — Les lettres donnent les mêmes indications : la gouttière urétrale, plus complète, est dépourvue d'appareil musculaire. — *d,d.* Les artères caverneuses.

Fig. 10. — Coupe d'avant en arrière de l'urètre du bœuf dans sa courbure pubienne, montrant bien la valvule urétrale commune au bœuf, au mouton, au cochon. — **A,A.** Le canal de l'urètre. — **B.** La glande de Cowper. — **C.** Le muscle bulbo-caverneux. — **D.** La grande valvule urétrale.

Fig. 11. — L'urètre du bœuf est ouvert sur sa face antérieure pour montrer de face la valvule **D.** — *a.* Son bord adhérent. — *b.* Son bord libre. — *c,c.* Les orifices des canaux excréteurs de la glande de Cowper.

Fig. 12. — Coupe de la verge du chien, montrant : — **A.** L'extrémité du corps de la verge. — **B,B.** Sa tête. — **C.** Son renflement bulbaire. — **D.** L'os perdu dans **B** et **C.**

Fig. 13. — L'os **D** vu par sa face inférieure. — **E,E'.** Sa gouttière abritant le canal de l'urètre et plus profonde en **E** qui répond à **C.**

Fig. 14. — Coupe transversale de **D** dans le point où sa gouttière a le plus de profondeur.

Fig. 15. — Coupe transversale de la verge du chien dans son corps. — **A,A.** Corps caverneux. — **B.** Gouttière urétrale. — **C.** Canal de l'urètre. — **D.** Tissu érectile de **C.**

Fig. 16. — Vessie préputiale du cochon, vue par sa face supérieure. — **A,A.** La vessie. — **B,B.** Les faisceaux musculaires transversaux formant sa tunique charnue. — **C,C,C,C.** Faisceaux du peaucier s'entrecroisant avec **B,B.** — **D.** Rainure donnant à **A** la forme bilobée. — **E.** Canal du prépuce en arrière de cette vessie et s'engageant sous elle. — **F.** Extrémité du prépuce vue en avant de **A** et formant l'orifice cutané. — **G,G.** Tissu adipeux sous-cutané.

Fig. 17. — Mêmes objets, même position, mais la vessie est divisée d'avant en arrière pour montrer **H**, relief de sa paroi inférieure formée par la présence de **E** au-dessous. — **I.** Orifice unique de cette vessie placé à la partie antérieure et médiane de son plancher, et communiquant avec le canal du prépuce.

Fig. 18. — Coupe d'avant en arrière de la vessie, du prépuce et de la peau, montrant les rapports qu'ont entre elles toutes ces parties. — **A,A.** La vessie. — **B.** Sa cavité. — **C.** Son orifice. — **D,D.** Le canal du prépuce. — **E.** La pointe de la verge dans **D.** — **F,F.** La peau. — **G.** L'orifice cutané de **D.**

Fig. 19. Mêmes objets que dans la figure 17 ; seulement les tuniques de la vessie sont complètes dans les deux tiers postérieurs, pour montrer qu'en avant et en arrière les faisceaux charnus n'enveloppent que la vessie ; tandis qu'au milieu ils passent sous le canal du prépuce et en deviennent le sphincter en même temps qu'ils restent comme les autres compresseurs de la vessie. — **H.** Faisceaux charnus enveloppant **A** en arrière. — **I.** Faisceaux charnus qui, par l'aponévrose **J**, passent au-dessous de **D.**

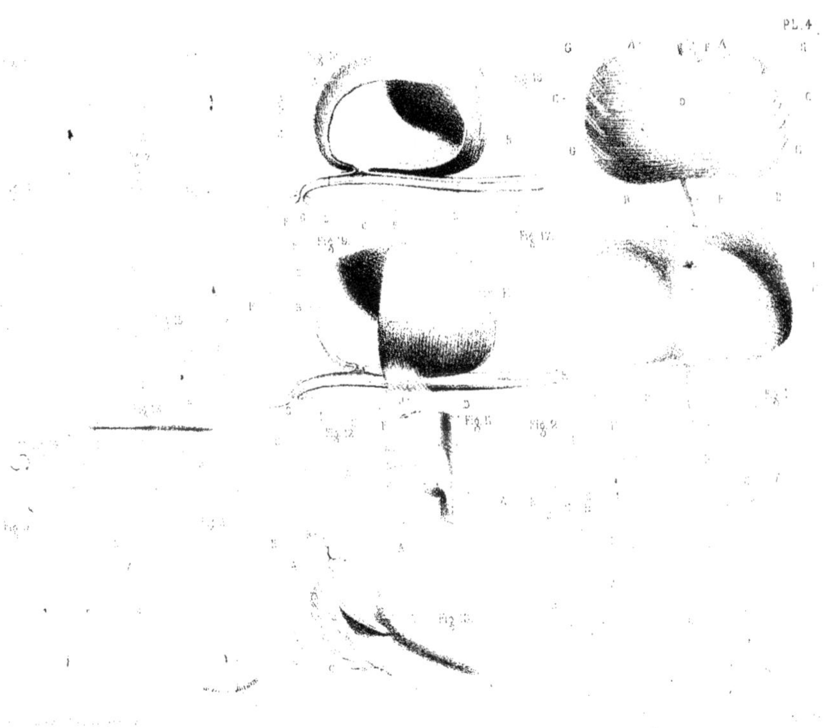
PL. 4

PLANCHE V.

Fig. 1. — Absorbants à forme cylindrique. — A,A. Les renflements. — B,B. Les étranglements

Fig. 2. — Absorbants à forme vésiculeuse.

Fig. 3. — La forme vésiculeuse avec diminution graduelle des vésicules. — Dispositions à voir les petits animaux : le chat, le lapin, etc.

Fig. 4. — Cherchant à représenter la réunion des formes cylindrique et vésiculeuse. — L'orig du canal thoracique en fournit de fréquents exemples.

Fig. 5. — Formes en cœur des absorbants : elle n'est pour nous que le résultat de la distens exagérée du vaisseau, distension morbide ou artificielle.

Fig. 6. — Bizarrerie fréquente des absorbants, type le plus simple des fréquentes bifurcati presque aussitôt suivies de la formation d'un seul canal.

Fig. 7. — Aperçu incomplet de ce qu'on voit autour de la veine cave à la hauteur des veines nales. — A. La veine cave. — B. L'artère aorte. — C,C. Les veines rénales. — D. La ve spermatique droite. — E. Ganglions d'où partent F des absorbants. — G. Autres ganglions d partent H d'autres absorbants (les uns et les autres très nombreux, mais plus à gauche q droite) ; tous gagnent la face postérieure de B. — I,I Absorbants jetés en travers sur A. J,J. Absorbant très petit venant de chaque côté du rein, traversant K,K, de petits ganglions passant sous D. — C'est le vaisseau qui nous a fait croire un instant à la communication indiq par M. Lippi. — Ce dessin ne donne qu'une faible idée du nombre et de la régularité des v seaux qu'on observe dans ce point.

Fig. 8. — Origine d'un canal thoracique vu par derrière.

Fig. 9. — Extrémité supérieure du même canal. — A. Le tronc se jette à gauche. — B. Bran considérable qui, par une série de vaisseaux et de ganglions intermédiaires, va à la grande ve lymphatique.

Fig. 10. — Autre canal thoracique. — A. Flexuosités serpentines de son origine. — B. Branche f mant l'insula de Haller.

Fig. 11. — Les 4/5 supérieurs d'un canal thoracique montrant A,A,A de nombreuses bifurcatio se réunissant pour se séparer de nouveau. — B. Terminaison du canal dans C, la sous-clavi gauche.

Fig. 12. — Grande division d'un canal thoracique arrivant à former deux canaux. — A. Le ca de gauche, après s'être séparé en B de C,C. Le canal principal se confondant avec lui ou en D

Fig. 13. — L'un des modes de terminaison du canal à son orifice veinal. Le vaisseau se replie d fois sur lui-même. — A. Orifice circulaire limitant la crypte au fond de laquelle sont : — B,C. D orifices d'absorbants. — D. Le canal et ses flexuosités.

Fig. 14. — Divisions remarquables d'un canal avant d'arriver à la veine. — A. Le canal. — B. veine sous-clavière. — C. La veine jugulaire profonde abaissée.

Fig. 15. — Une terminaison des absorbants de droite.

Fig. 16. — Réservoir lombaire bilobé du chien. — A. Étranglement sur lequel passait le pil droit du diaphragme. — B. Le canal thoracique. — C. L'aorte. — D. Une intercostale.

Fig. 17. — Chien. — A. Absorbants du poumon droit, arrivant à B. — Un gros ganglion d partent des vaisseaux ascendants C qui vont à la sous-clavière droite. — D. Des vaisseaux viennent rejoindre — E. Le canal thoracique.

Fig. 18. — Homme. — Ganglion tuberculeux tout couvert de lymphatiques qui l'enveloppent.

Fig. 19. — Ganglion tuberculeux d'un tigre. Sur un fond gris se dessinent les vésicules d'un n d'encre.

Fig. 20. — Portion de figure empruntée au magnifique ouvrage de MM. Bourgery et Jacob, à l'e d'indiquer la différence qu'il y a entre les formes données par le mercure et celles donn par l'eau.

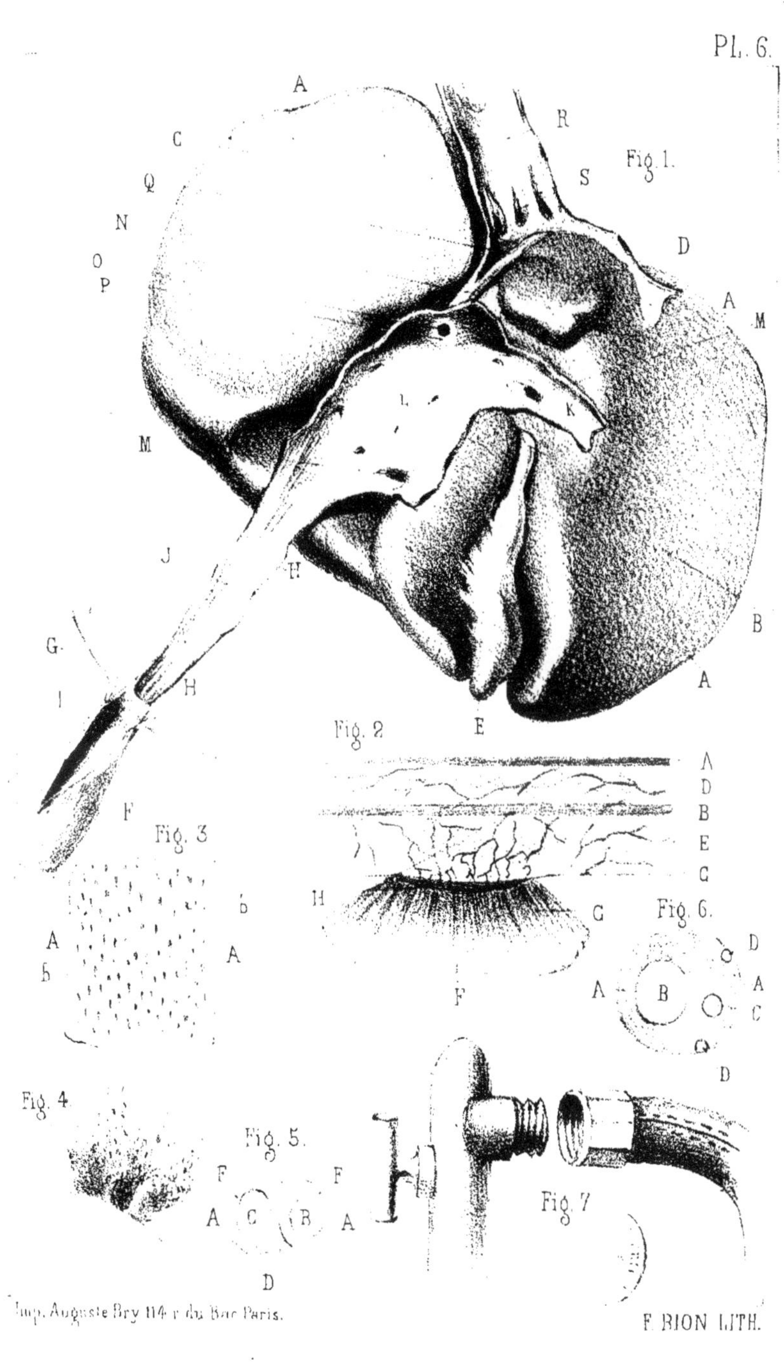
PL. 6.
Fig. 1.
A
C
Q
N
O
P
R
S
D
A
M
L
K
M
J
H
G
I
H
F
B
A
E
Fig. 2
A
D
B
E
C
H
G
F
Fig. 3
b
A
A
b
Fig. 6.
D
A
B
A
C
D
Fig. 4
Fig. 5.
F
F
A
C
B
A
D
Fig. 7
Imp. Auguste Bry 114 r. du Bac Paris.
F. BION LITH.

PLANCHE VI.

Fig. 1. — Face postérieure du foie d'un fœtus à terme de femme. — A,A,A. Le foie. — B. Le lobe droit. — C. Le lobe gauche. — D. Le lobe de Spigel. — E. La vésicule biliaire. — F. Extrémité fœtale du cordon ombilical. — G. Parois abdominales. — H,H. La veine ombilicale. — I. Son bourrelet pylorique. — J. Faisceaux musculaires de ses tuniques. — K. La veine porte. — L. Le sinus de K. — M,M,M. Orifices des veines sous-hépatiques. — N. Canal veineux. — O. Son orifice hépatique. — P. Son bourrelet pylorique. — Q. Son orifice dans : — R. La veine cave inférieure. — S.S.S. Orifices des veines sus-hépatiques.

Fig. 2. — Coupe suivant l'épaisseur des parois d'une matrice à l'état de gestation, hydrotomisée (vache). — A.A. Péritoine et plan musculaire superficiel. — B,B. Plan musculaire profond. — C,C. Membrane muqueuse. — D,D. Couche celluleuse entre A et B : c'est là que se trouvent les gros troncs vasculaires sanguins et lymphatiques. — E,E. Couche celluleuse entre B et C : on y observe beaucoup de vaisseaux ayant traversé B pour arriver à C. — F. Un cotylédon. — G. Tissu indéterminé à la base de F. — H. Tissu principal de F, d'un aspect canaliculé, rayonné. — I. Vaisseaux abondants et flexueux derrière F.

Fig. 3. — Face libre de la muqueuse utérine dans les points où n'existent pas les cotylédons. — A,A. Cette membrane. — B,B,B. Pertuis nombreux recevant les papilles vasculaires du chorion.

Fig. 4. — Lamelles vasculaires des placentas engagées dans les sinus des cotylédons.

Fig. 5. — Coupe représentant la gaine commune d'une artère et d'une veine avec la cloison qui permet à chaque vaisseau d'avoir le mode d'adhérence approprié à sa nature. — A,A. La gaine fibreuse commune. — B. L'artère. — C. La veine. — D. Cloison séparant B et C. — E. Le tissu cellulaire lâche qui enveloppe B. — F. Le tissu cellulaire serré qui attache C aux parois de son propre canal. — Figure faite d'après les vaisseaux cruraux pris à la partie moyenne de la cuisse.

Fig. 6. — A,A. Gaine fibreuse commune à B. Une branche de la veine porte. — C. L'artère hépatique. — D,D. Les canaux biliaires. — E. Tissu cellulaire lâche qui enveloppe B et C et les laisse libres dans A, tandis que D,D sont attachés à des points de A.

Fig. 7. — Représentant un écrou à bague folle dont est pourvue la pièce B (pl. I, fig. 1) de l'appareil hydrotomique, et qui permet le placement et le déplacement facile de la pièce C.

TABLE DES MATIÈRES.

FIN DE LA TABLE DES MATIÈRES.

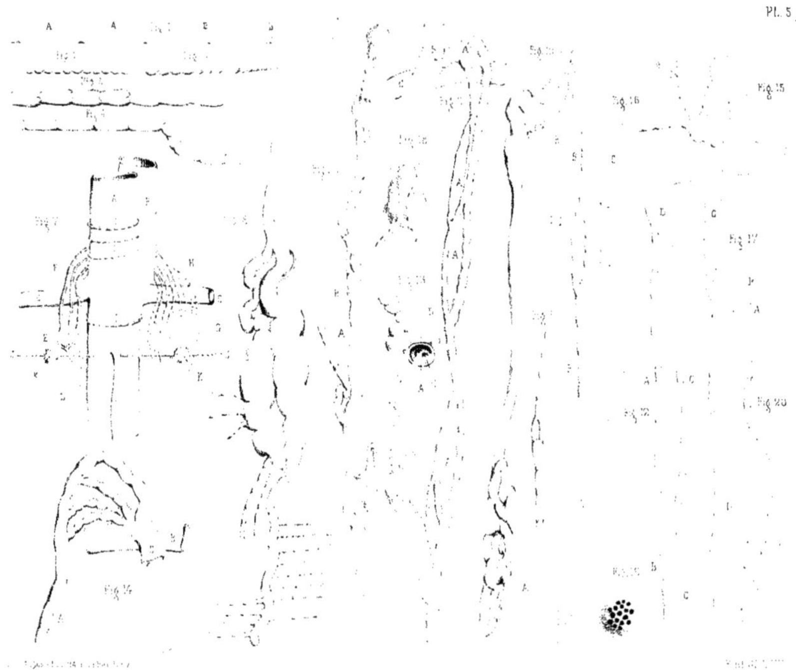

www.ingramcontent.com/pod-product-compliance
Ingram Content Group UK Ltd.
Pitfield, Milton Keynes, MK11 3LW, UK
UKHW020555180726
13838UKWH00001B/253

9 782329 440606